小川を渡ることとは

(Crossing the Creek)

死に向かうプロセスを理解するためのガイドブック
(A Practical Guide to Understanding the Dying Process)

Michael Holmes, R.N.
訳　松尾幸郎
編集　柳原三佳

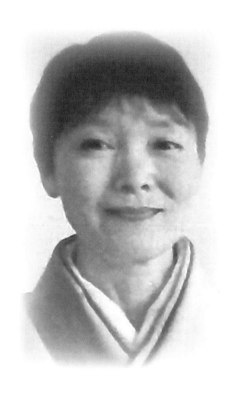

Photo of Makiko

2人で耐えた8年間の苦悩、苦闘、そして試練……
本書は妻・巻子への供養です

2014年5月22日永眠　　享年70

はじめに

「松尾さん、この本を読んでみませんか？」

日本尊厳死協会の岩尾總一郎理事長から薦められ、『Crossing the Creek』と題する英文の小冊子を受け取りました。副題は『A Practical Guide to Understanding the Dying Process』、著者は『Michael Holmes（マイケル・ホルムス）』という米国の男性看護師でした。

読み始めてすぐ、その内容に引き込まれました。私はこれまで、4人の身内の死に立ち会ってきましたが、なるほど、そうだったのか……、思い当たる節が多々ありました。

夢中で全文を訳し終え、さて題名の『Crossing the Creek』をどうすべきかと悩みました。日本人としてはすぐに「三途の川」が頭に浮かびましたが、著者は子供の頃に小川の傍でよく遊んだそうです。その懐かしい小川を渡って次の世界に行くという思いでこの題名にしたのでしょう。私は、直訳して『小川を渡ることとは』に決めました。

私と岩尾理事長との出会いは6年前にさかのぼります。2012年6月、彼の招きで、スイスで開催された「死ぬ権利協会世界連合」のチューリッヒ大会に参加し、15分間のスピーチを行いました。

このとき、欧米の参加者たちの一人、アメリカのジャーナリスト、リチャード・コテー（Richard Côté）氏と出会い、彼が刊行した『In Search of Gentle Death』という本を読んだ私は、大きな感動を覚えました。この本をきっかけに、私は妻の巻子と同じような、苦痛・苦悩の中にいる多くの欧米人のことを知ったのです。

私は何としてもこの本は自分が訳さなければならない、そして多くの日本人にその実状を知っていただきたいと強く思うようになりました。早速、著者に連絡を取り、日本語での出版に快諾をいただき、訳本は700余ページの大作に

なりました。

題名は『安らかな死を探し求めて』とし、2014年10月30日発行、アマゾン・ジャパンで販売しています。

実は、私は長年アメリカに暮らしておりました。そして2001年に仕事を引退し、富山に帰りました。老後はゆっくりと生まれ育った故郷で過ごそうと思っていました。

ところが、5年後の2006年、妻の巻子（当時62歳）が交通事故で全身麻痺の重傷を負ったのです。手足が動かないばかりか、首も動きません。声も出ません。人工呼吸器、横隔膜ペースメーカー、胃ろうの装着、24時間寝たきりの状態でした。

私は毎日病院に通って、なんとか良くならないものかと必死の努力をしてきました。意識ははっきりしており、耳は聞こえ、目も見えましたので、会話補助器を使って、本人が唯一動かすことができる瞼を"信号"として、夫婦二人三脚で本人が言葉を綴るまでになりました。

2010年、ジャーナリストの柳原三佳さんが、私たち夫婦のことを知って、『巻子の言霊　愛と命を紡いだある夫婦の物語』（講談社）と題した本を刊行されました。そして、2012年、この本が原案となって、NHK BSドキュメンタリードラマ『瞬きで愛しています－巻子の言霊』が全国に放映されました（主演・夏八木勲、木内みどり）。そして2013年6月、このドラマはアメリカ国際フイルム・ビデオ祭のドキュメンタリードラマ部門でCreative Excellence賞を受賞しました。その間に、私は日本尊厳死協会のことを知り、そこから岩尾理事長との交流が始まります。

巻子は2014年5月22日に永眠しました。事故の日を境に、病院で24時間天井を見るばかりの8年間でした。その時間が「死に向かうプロセスとは何であるか」ということに、私の関心を導いたのです。

2015年、アメリカ・ニューメキシコ州のアルバカーキーという地に移り住んで、今日に至っております。娘の家の10軒隣に居を構え、今は孫たちの世

話が日課になっています。

　さて、本題に戻ります。

　第3章の「食欲」のくだりで、ある程度の脱水状態は普通であると説明されています。この件は第6章の「呼吸器」の冒頭でも説明されています。「食べ物は無理して与えないが、せめて水分だけは補充させてもらいたい、なぜならそうしないと早く患者を死なすことになるから」という尊厳死に理解ある医師の言葉を聞いたことがあります。これにはつい納得しそうですが、やはり間違いでしょう。医師は安楽死をさせたと思われるのを恐れてそう言ったのか？　本当に本人の意思に沿ったことだろうか？　それは医師の自己保身ではなかろうか？

　第5章「血液の循環」では、「血行は徐々に身体の中心部に集中されて、手、足に血液が十分流れなくなる」と説明されています。巻子もそうでした。最期の頃には足に壊疽がおきました。

　第6章「呼吸器」では、喉をゴロゴロ・ゼイゼイさせる（Airway rattling）というくだりがあります。私が中学生の頃、初めて身内の死をそばで看取りました。父方の祖母でした。脳溢血で亡くなりましたが、確かに喉を大きくゴロゴロさせていました。叔母が一所懸命箸に脱脂綿を付けて素人ながら取り除こうと必死でした。実の娘ならではの行動でしたが、勿論、うまくいくわけがありません。この項を読んだとき、その時の情景が思い浮かびました。

　第9章「苦痛」では、鎮痛剤の過剰投与が安楽死させたとよく言われることだが、それは間違いであると説明しています。2014年にガンで亡くなった実の兄が最期の10日間、大変苦しみました。彼は「日本尊厳死協会」の会員でしたし、かかりつけの医師に、「延命措置は断る」と伝えていたそうです。医師はモルヒネの投与をしましたが、過剰投与すると本人が幻覚症状を起こしたりするから、と言っていたそうです。

はじめに

　結果的に、最期の10日間の苦しみを見る限り、十分に投与されなかったのではないかと思っています。医師は自分の身を恐れたばかり、少なめに投与したのではないか、十分投与されておれば、本人はあれほど長く苦しむことはなかったのではないか？　Living Will は十分に尊重されたのだろうか、と。
「患者の願いを尊重する」の項では、まさしく Living Will を肯定しています。

　第12章「すでに亡くなった人たちに会う」では、巻子が会話補助器で綴った言葉を思い出しました。彼女は、姑である私の母がよく現れたと言っていました。亡くなった実の母にも会ったことを伝えていました。あの頃は、巻子の意識が朦朧としているのだろうというくらいに思っていましたが、この項を読んで「死に向かうプロセス」に入っていたのだな、と今は納得しております。

　本書は、長年看護師としてホスピスで働き、多くの終末期患者を看取ってきた著者の体験が土台になっています。そこから著者独自の見解が構築され、さらにそれを発展させて、著者の立てた仮説が「睡眠」の章あたりから具体的に説明されていきます。
　読者にはそのことをまず念頭において読んでいただきたいと思います。
　目次の一番最初に「否認声明」があります。つまり、本書の内容はあくまでも著者の体験に基づく個人的な見解であることを、著者自身が読者に伝えているのです。
　この本は医師、看護師、介護士だけが知っていればよいという内容ではありません。患者の家族の方にまず読んでいただきたいと思います。否、多くの人がこの本を読んで「死に向かうプロセス」とは何であるかを理解すべきだと思い、拙い訳かもしれませんが、世に送ろうと決意しました。

松尾幸郎

目　次

はじめに 4

第1章　否認声明（Disclaimer）.................................10

第2章　紹介（Introduction）....................................11

第3章　食欲（Appetite）...13

第4章　腸の蠕動運動（Bowels）................................16

第5章　血液の循環（Circulation）.............................18

第6章　呼吸器（Respiratory）...................................21

第7章　睡眠（Sleeping）...24

第8章　混乱（Confusion）.......................................27

第9章　苦痛（Pain）..33

第10章　エネルギーの喪失（Loss of Energy）............49

第11章　恐怖（Fear）...52

第12章　すでに亡くなった人たちに会う

　　　　（Seeing People Who Have Gone Before）.........55

第13章　シンボロジー（Symbology）........................57

第14章　悲嘆（Grief）..64

第15章　要約（Summary）......................................70

あとがき 73

第1章

否認声明
(Disclaimer)

　本書は貴方の近くの医師、ホスピス、保健医療機関や緩和医療機関をサポートするためのものではありません。それらを補足するものと考えてください。

　本書は一般的なテーマや概念に的を絞っており、著者の観察、結論や意見を代表しているに過ぎません。

　個別的な作業、例えば患者をどのようにベッドで寝返りさせるか、どんな薬を飲んだらよいか、あるいは尿道のカテーテル治療等に対しての個別的な指導や手助けに関しては、貴方の近くに住むそれぞれの専門家に相談してください。

　本書に述べられている考え方はあくまで著者の意見であり、見解です。これは長年にわたって、死に向かう人々を看取ってきた体験から得たものです。

　しかし、だからと言って、これだけが唯一の妥当な見解であると言っているわけではありません。

　もし本書で述べられている意見が貴方の意見とぶつかるものであるなら、どうぞ他に貴方が賛同できるものをお探しください。

第 2 章

紹　介
(Introduction)

　本書は死に向かっている人々や介護される方々に、やがてどのようなことに遭遇するか、その一般的な状況・内容をお伝えするものです。それを理解することは、衝撃的な体験になりますが、本書を読まれることによって、それがいくらか軽減され、パニックからくる、ぞっとするような感覚を鎮めることに役立つと思います。

　全ての人生の変遷・移り変わり（Transitions）には、似たような重要な要因があります。また一人ひとりがその人生の中でいろいろな違った移り変わりを体験します。その意味においては、「死に向かうプロセス」には何も新しいものはありません。

　実際、その移り変わりに対応するために、我々は自分だけの独特なスタイルを作り上げます。そのスタイルが何であれ、我々は死という移り変わりに直面した場合、そのスタイルを固守する傾向があります。

　自分が自分自身の死にどのように対応するかを知りたいなら、自分自身の人生を振り返ってください。そして他の全ての移り変わりにどう対応してきたかをもう一度観察してみてください。

　死という移り変わりには今までとは違ったアプローチで臨むと決断しない限り、どのように死ぬかは従来と同じように対応することになります。

全ての移り変わりには似たような重要要因がありますが、本書は特に「死」という移り変わりを扱います。全ての人が本書で書かれているような、同じサインや兆候を体験するわけではありません。ある人は本人自身のユニークな形のサインや兆候を体験するかもしれません。

「死に向かうプロセス」をどのように体験するかには、人によって無限の形があります。しかし同時に、全てに共通のテーマが存在します。

　全ての移り変わりは、不愉快な局面を必然的に伴うということを覚えておいてください。「死に向かうプロセス」も例外ではありません。人生には不愉快なことがないものだと考える人はいないでしょう。しかし、「どういうことかはわからないが、死にはそれがあるんだ」という説を採用する人がいます。これは分別ある予見とはいえません。その人の啓発、悟りのレベルがどの程度であれ、「死に向かうプロセス」にはいくつかの困難な局面があります。

　近代医学は肉体上の死における多くの不愉快な局面を和らげる、あるいは排除する素晴らしい能力を発揮しました。と同時に、自分の命の責任は自分自身にありますが、その責任を全面的に近代医学に委ねることは出来ません。

　腕の立つ臨床医は大変な手助けになりますが、我々はそれぞれ、いかに生き、いかに死んでいくか、に対する究極的責任の重みを最後まで抱き続けることになります。

---
memo

....
....
....
....
....
....

第 3 章

食 欲
（Appetite）

■食欲が減退します（Appetite decreases）

　患者は全く食べなくなるかもしれません。実際、そうなることが予想されます。だんだんと食欲がなくなることは、「死に向かうプロセス」に入ったことの印です。そしてそれは、身体がより安らかになるためのメカニズムなのです。

　これは、介護者にとって、大変受け入れ難いことですが、患者が何を求めているかに耳を傾けることが重要であって、患者が何を必要としているかを貴方が考えることではないのです。

　人間の身体は、何千年にもわたってこのことを経験してきました。身体はどうすれば心地よく保てるかという効果的なテクニックを学習しています。身体が何を欲しいと言っているのか、あるいは何がいらないと言っているのかに注意を払ってください。

　身体は「死に向かうプロセス」が進むにつれて、食べ物の消化能力を上手に失うように出来ています。消化能力が衰えているときに無理して食べ物を入れると、食べ物は胃に残ります。そして胃の中がいっぱいに膨れ上がります。またはレンガを飲み込んだような感じになり、胃は率直に食べ物を拒否するようになります。例えば、患者が食欲がなくなった後に無理して食べようとすると、吐いたりします。

患者に対する目標が、苦痛のない安らかな状態に到達させることであれば、無理して食べさせることは真っ向から矛盾を引き起こすことになります。終末期の患者に無理に食べさせることは、患者に不快な苦痛を与えることになるのです。

■水分の摂取（Fluid intake）

　死に向かっている人は、最終的には固形の食べ物と同様、水分も取りたがらなくなります。繰り返しますが、これは身体が苦痛のない安らかな状態を保持しようとしているのです。身体が欲しがらないのに、無理して水分を摂取させることは患者に苦痛を増幅させるだけです。

■介護者の反応（Caregiver reactions）

　介護者として良い仕事をするかどうかは、患者にきちんと食べさせたり飲ませたり出来るかどうかにかかっている……。これは、我々が今まで教えられてきたことです。しかし、人が死に向かっているときは、そうではありません。

　人は食べることを止めるから死ぬのではなく、死のプロセスに入っているから食べなくなるのです。死に向かっている人がなにかを食べたり飲んだりすることがあれば、それは、本人にとってそうすることが唯一の楽しみだからです。もしそれが楽しいことでなくなれば、食べたり飲んだりすることは意味を持ちません。実際にそうなれば、むしろ患者には害になります。

　介護者はときどき自問自答する必要があります。

　『自分は患者がより安らかな状態になるように努力しているだろうか？　それとも自己満足を得るために努力しているのだろうか？』

■実際の例をお話しします（A practical Example）

　ホスピスで働き始めた頃、ある女性患者が毎朝、野生サクランボから作られたマラスキノ酒に浸したサクランボ（Maraschino cherry）しか食べませんでした。彼女はそのサクランボが大好きで、それだけで満腹になっていました。

　彼女は毎朝それを特別に楽しんで味わっていました。そればかりを食べてお腹を壊すこともなく、ほかには何も欲しがりませんでした。サクランボを一つ食べることで本望が叶っていたのです。それは彼女に喜びを与えており、なんの苦痛も与えていません。

memo

第4章

腸の蠕動運動
（Bowels）

■腸の活動が低下してきます（Bowel activity slows down）

　腸の活動低下は食欲の低下と並行しています。そして身体上の活動の減退と血行の変化をもたらします。多くの患者は、「死に向かうプロセス」の中で鎮痛剤を摂取しています。そして鎮痛剤は、腸の活動をさらに低下させます。

　便を柔らかくする薬や下剤は、規則的な腸の機能を維持するために必要とされますが、ここで覚えておきたいのは、患者が健康で活動的だった頃に規則的だった便通が、「死に向かうプロセス」の中にあれば、かなり頻度が少なくなるということです。

　例を挙げれば、病気が重篤になる以前は毎日あった便通が、死に向かうプロセスの中にあれば、二日に一回か三日に一回になってもそれが普通なのです。

■腸の蠕動運動の停止（Cessation of bowels）

　死が近づくと、完全な腸不全が起きます。身体全部が不全になろうとしているときに腸だけを刺激して活動させようとすることは賢明なことではありません。そうすることは不必要な苦痛を患者に与えることになります。

　繰り返しますが、最優先の目標が患者に心安らかな状態を保持することであ

れば、下剤、浣腸または手を入れて糞便を取り出すようなことは患者の為になることかどうか、考えなくてはなりません。

　腸の蠕動運動については、医師か看護師に相談し、もう心配しなくてもよいときが来たのかどうか確認する、そしてもちろんのこと、患者自身にもそのことについて言いたいことがあるかもしれないということを覚えておいてください。

memo

第5章

血液の循環
（Circulation）

■血行は次第に滞(とどこお)ってきます（Circulation gradually diminishes）

　血行は徐々に中心部に集中し、最後には停止します。最初は手や足の最先端の血行が減退し、冷たくなります。場合によっては変色したりします。それから腕や脚に上り、その順序で進行します。

　高熱が出て、説明のつかない発汗があったりします。時にはその発汗がおびただしいこともあります。水分のアンバランスからくる手足の腫れや他の兆候がみられることもあります。

　血行の減退により腎臓機能が低下して尿の量が減ります。ところが、患者が何も飲まなくなっても尿が驚くほど多く出ることがあります。これには個人差があります。

　人間の身体は大半水分から成り立っていますので、死に向かうプロセスの中で、水分や血行の停止によって、患者や介護者はいろいろな変化を見ることになるのです。これは健常者にとっては異常なことであっても、死に向かっている人には普通のことであることを覚えておいてください。このことは未経験な介護者には最も受け入れがたいことですが、大概の場合、ある程度の脱水状態は患者の心安らかな状態を高めるのにむしろ役立つということです。

■床ずれ・褥瘡(じょくそう)（Bedsores）

　血液の循環が悪くなることによる主な合併症のひとつは、床ずれが酷くなるという傾向です。床ずれ、または褥瘡といわれるものは、長時間負荷がかかることによって引き起こされます。つまり、患者の定期的な運動の欠如から起きます。2時間以上もぶっ通しで固定された状態にあれば、ベッドでなくても起きます。

　床ずれは通常患者の寝ている位置を少なくとも2時間おきに変えることによって防ぐことが出来ます。皮膚を清潔にして乾燥させる、そして良質のローションでマッサージすることは良い予防処置です。もし患者が自分で位置を変えられなければ、誰かが代わりにしてあげなければなりません。体位を変えると言っても、毎回大きく変える必要はありません。負荷のかかるポイントをちょっと変えるだけで十分です。

　床ずれを予防するさまざまなタイプの特別なマットレスやパッドが市場に出ています。どれが一番患者に適しているかについては医師や看護師に相談してください。

　しかし、貴方の努力にもかかわらず、「死に向かうプロセス」にある患者には床ずれが起きることがあります。比較的短時間に、軽い負荷でも床ずれが起きることがあるため、もし床ずれが起きていると思われるとき、例えば、赤くなっている部分がなかなか消えない、あるいは水膨れになっているときは専門家に相談してください。

■心安らかな状態が目標（Comfort goals）

　緩和医療における目標は、床ずれが患者の心安らかな状態に対する重大な脅威になるのを防ぐことです。緩和医療においては、患者の現時点における心安らかな状態の保持と将来において患者が不快な状態になるのを避けることとの

間に微妙なバランスがあります。

　一例を挙げます。

　患者を定期的に動かすことは、患者にとっては不快なことかもしれません。しかし、もし動かさないと重い床ずれを引き起こし、それが将来にかなりの重い不快を与えることになります。

　よい緩和医療には、ある一定の技術と経験が要求されます。治療のどの部分をいつ止めるかを決定するには、どこまでやれば患者の心安らかな状態を保持できるか、どこから不快に転じるのか、そして家族の安心、その見極めが重要です。

「緩和医療」という言葉は、一見明瞭で複雑でないように思われますが、それを達成することは簡単なことではありません。このような微妙な状況に当たっては専門家に相談してください。

memo

第6章

呼吸器
(Respiratory)

■肺のうっ血 (Pulmonary congestion)

　水分が肺に溜まり始めますが、もし患者に水分が無理に与えられることがなければ、とりわけ静脈注射でそうしなければ、通常は避けることができます。

　患者や介護者は、しばしば脱水の恐れを口にします。しかし「死に向かうプロセス」の中にあれば、むしろある程度の脱水は望ましいことです。なぜならそうなることで患者が心安らかな状態を保持することが出来るからです。
「死に向かうプロセス」の中にあって、たっぷり水分補給すると、肺のうっ血や息切れを起こすことがりますが、死に向かっている患者は呼吸するための酸素を激しく求めなくても、心配することはほかに沢山あるのです。

■喉をゴロゴロ・ゼイゼイさせる (Airway rattling)

　昔は、死に際のゴロゴロ・ゼイゼイを「Death rattle」と呼んでいましたが、実際は過剰の水分と粘液が気管上部に蓄積して、患者が息を吸ったり吐いたりするときにゴロゴロ・ゼイゼイ音を出すわけです。

　脱水を促す薬剤がありますので、ゴロゴロ・ゼイゼイは解消出来ますが、この薬剤は、皮膚や口、目に過剰な乾燥をもたらし、不快の原因にもなります。

無理して水分を与えたり、また脱水したりという危険なゲームを繰り返すより、まず過剰な水分補給を避けることが大事です。大概の場合、自然のままにしておくほうがベターです。

もし気管上部にゴロゴロ・ゼイゼイが起きれば、それは大変大きな音で、介護者には耳障りなものですが、患者にとっては、幸い迷惑になることはありません。この現象が明らかになる頃には、半分または完全な昏睡状態に入っているからです。つまり、身体的不快は実際には感じていないということになります。

吸引することはまずお薦めできません。なぜなら、それは不快を軽減するというよりむしろ増幅させるからです。

吸引で気管上部のゴロゴロ・ゼイゼイを取り除くということになると、例えば、主幹気管支または気管の奥深くまで管を挿入する必要があります。これには少なくとも1人、場合によっては2人の臨床医が必要です。また、どんなに腕がよく、上手に処置されたとしても、患者にはトラウマになります。気管は非常に繊細な構造になっており、仮にそれが成功したとしても10分から20分後にはまた、ゴロゴロ・ゼイゼイが始まります。

気管上部のゴロゴロ・ゼイゼイは、患者よりもむしろ介護者にとって不愉快なものです。最優先の目標は患者の心安らかな状態を保持することであって、介護者のそれではありません。このことを肝に銘じてください。

■呼吸パターン（Breathing patterns）

「死に向かうプロセス」が進行すると、ある一定の呼吸パターンが現れます。その共通パターンは、チェイン・ストークス（Cheyne-Stokes）と呼ばれます。これは不規則なパターンですが、規則的に起きます。

つまり、数回呼吸すれば止まり、また数回呼吸して止まる、という感じで、不規則パターンを規則正しく繰り返すということです。呼吸間の休止は大変長

く、おそらく1/2分間から3/4分間、ときにはもっと長いこともあります。家族や介護者は不安に駆り立てられますが、なにも特別なことの明確な指標ということではありません。なぜなら患者が危篤状況にあるということはすでに覚悟しているわけですから。

　実際、死の数時間前に時々現れる呼吸は規則正しく、かなり深く、そしてあえぐようなパターンです。これは脳のほとんどが停止した後の自律神経によって引き起こされるものです。ところが、介護者はときどき間違って、このパターンは死に近づいているのではなく、回復に向かっているのだと考えたりします。大変規則正しく、治療の効果が出ているように見えるからです。

　最期の断末魔のような苦闘の呼吸パターンは、魚が水から陸に上がったような（Fish out of water）呼吸と呼ばれます。これは空気がほんの少ししか、あるいは全く空気が吸えないための喘ぎです。これは身体的な死が非常に近づいたときに起こります。

　死の瞬間の最期の呼吸は、深くして、きれいな呼吸、あるいは、ため息になります。それは2〜3回か一度だけのこともあります。

memo

第 7 章

睡 眠
(Sleeping)

■睡眠・夢のパターン（Sleep／dream patterns）

　眠ること、そして夢を見ることは、「死に向かうプロセス」の非常に重要な部分です。患者はときどき「寝ている時間が長すぎた」と文句を言うことがあります。そして、「残り少ない時間を無駄にしているように思う」とコメントしたりします。これは本音で、真実から遠く離れていることではないでしょう。「死に向かうプロセス」が、その間になすべきことの多くは、睡眠、つまり夢の状態にあるときになされるのです。これは決して時間の無駄ではありません。非常に大事なことなのです。

■睡眠の目的（The purpose of sleep）

「死に向かうプロセス」とは何でしょうか……。それは、自分の人生において、やり残したことや決断できなかった問題をすべて解決しようとすること、と言えるかもしれません。これはとても大変な努力を必要とする作業です。なぜなら「死」は、「生」から、次の局面へと向かう大きな変わり目にあたるからです。

　未解決の問題をたくさん背負ったまま、次の局面に移行することは何におい

ても賢明なことではありません。「死に向かうプロセス」とは、やり残した雑多な未解決問題を過去にさかのぼりながら解決すべく手助けすることによって、心置きなく次の局面に入る準備をしてくれるということです。決断すべき問題を解決する仕事はいくつかに分類されますが、それは莫大な作業だと言っても過言ではありません。

「眠り」や「夢」の状態は、患者がこれらの作業を達成するにはとても有用です。なぜなら、覚醒しているときは時間と空間に縛られているため、なかなか思うようにその作業ができないからです。

　過ぎ去った日々の中に残してきたさまざまなエピソード（それは数十年前の出来事かもしれません）、それらを振り返り、見直すには、目が覚めているときよりも夢の中にいる状態の方がより容易で効果的です。眠りや夢の中なら、そのエピソードが起こった「とき」と「場所」にすぐに戻ることができる、つまり、バーチャルな帰還が出来るからです。

「タイム・トラベル」というと、私たちはサイエンス・フィクション映画の中だけの話のように思いがちですが、決してそうではありません。死に向かっている人の心は、時間と空間の中で常に動き回っているのです。「死に向かうプロセス」は、この能力をより大きな目標の達成のために生かしています。それは、次なる「命」の始まりのために準備を整えるということなのです。

　興味深いことに「死に向かうプロセス」では、生まれたばかりの赤ちゃんの睡眠パターンと同じで、患者は24時間、眠ったり起きたりを繰り返します。生まれたばかりの赤ちゃんも、死に向かっている患者も、うつらうつらしたり、目を開けたり、昼夜の区別はないのです。睡眠薬はほとんど効きません。この局面までくると、こうしたパターンがごく普通なのです。

　概して、総睡眠時間は増加します。これが患者にその作業を遂げさせるための時間を与えてくれることになるのです。目が覚めたとき、その内容を患者が覚えているかもしれませんし、覚えていないかもしれません。また、この情報を介護者と積極的に話すことはないかもしれません。なぜなら、この情報は非

常に個人的なことかもしれないからです。

　患者がその夢の内容を覚えているかどうか、あるいは、その夢の内容を他の人と共有したいかどうかは、重要ではありません。大切なことは、人生においてやり残したことを見直すとか解決する、という作業がなされるということです。これがやり遂げられるかどうかは、患者の包括的な「死に向かうプロセス」の進行具合を観察することによって、概ね推測されます。つまり、患者がより穏やかな精神状態に向かっているように見えるか、それとも、そのプロセスが止まっているようにみえるか？　ということです。

　夢の内容を覚えていないという患者でさえも、目が覚めているとき、とりわけ目覚めた直後には、一生に起きた出来事を振り返るものです。実際に、死に向かっている人は誰でも、人生の中で起きた大事な出来事とか大切な人たちについて夢の中で回顧するものです。

　この「回顧する」ということが、重要なカギになります。つまり、目覚めているときにはまったく記憶にないことも、夢には出てくることがあるのです。

---------- memo ----------

第8章

混　乱
（Confusion）

■混乱－認識機能の喪失（Confusion－Disorientation）

「死に向かうプロセス」は大変な作業です。一般的に言えば、本質的に解決できるもので、それを完遂するには、時間・空間の拘束の外で動き回ることになります。これは人生にあった諸問題を解決する有用で効果的なテクニックですが、非常に混乱しやすいものでもあります。

　我々は「時間」というものを、「具体的なもの」「予期できるもの」そして、「絶え間ないもの」と考えます。我々が死に向かうとき、現実は過去に想定したものとは違うことを発見します。可能だとは想像もしなかった方法で、時間・空間の中で動き回るのです。これはただ「心」の中だけに起きていることだと人は言うかもしれませんが、死を体験すると、「心」が「肉体」より優位（Preeminence）にあると強く気づくようになるのです。

　格言的に言うなら、人間は「肉体（Body）」と「心・精神（Mind）」と「霊魂（Spirit）」から成り立っています。肉体が死ねば、心と霊魂がもっと強力に現れてきます。

　ドングリが消えると、ブナの木が現れます。これは生命の尊厳と不思議を示していますが、とりわけそれを直接体験する人にとっては、大変怖いものであり、また混乱させるものでもあります。

「死に向かっているときには、時間・空間の中で動き回るのは普通のことである」ということに、患者も介護者も気づかない場合、それはとりわけ怖いものであり混乱の対象になります。この点が理解できないと、患者や介護者は、「気が狂った」と結論付けるようになります。気が狂ったとみなすことは本当に恐ろしいことです。そうなると不安のレベルが急激に上がります。

時間・空間の中で動き回り、その結果として幾分混乱することは、「死に向かうプロセス」の中ではごく自然で普通なのだと理解することが重要です。

例を挙げます。

死に向かっている患者が、今ベッドで眠っています。彼は深い夢の中にあって、1930年の、まだ6歳だった子どもの頃の体験を、あたかもそこに居るように再生しています。母親と一緒です。それから彼は、突然目を覚まします。すると、ベッドのそばに45歳の娘が立っています。これが彼にとって、いかに混乱する状況であるか、お判りでしょう。6歳の子どもである自分が母親と話している……、その場面から、次の瞬間、74歳の自分が中年になった娘と話している。非常に心を混乱させる体験ですが、これこそが「死に向かう」ということなのです。

船が漂流しているかのように、睡眠・夢の状態にあり、また目覚めて現実の中にあると、どちらがどちらかわからなくなります。時間・空間の中で動き回る、それはあたかも錨を引き上げた船のようなもので、死に向かうということは時間・空間の認識機能を失うということなのです。

患者は本質的に混乱させる何かをごく自然に体験しているのであり、それは必ずしも、なにかが間違っているということではありません。例えば、酸素が欠乏しているのではないか？ 薬を過剰投与したのではないか？ といった心配です。

死に向かうということは、自然な混乱を引き起こすものです。混乱は全く自然なことです。これは間違いのないことだと私は思います。

時間と空間の拘束が薄らいでいく、つまり、肉体の死が近づくにつれ、心の

中の魂が現れます。それはより顕著になり、自由の度合いを高めます。

次のことを想像してみてください。

もし、自分の思いのままに、時間・空間の中を動き回れる能力があったらどうでしょう？　少なくともその"自由"は、最初は怖いものであり、混乱をきたすかもしれません。しかし、そのことに慣れてくるにつれ、例えば、意識が出てきます。それが為に、我々が持っているこの驚くべき能力に、この意識によってますます気づくようになります。これは本来恐ろしいものですから、我々はそんな恐ろしいものは本来避けようということになります。

死に向かっている人は、決して気が狂ったのではありません。より包括的な現実の全体像をつかもうと苦闘しているのです。知覚能力が減退するから認知能力が減退するのではありません。実際には、知覚能力は拡張しています。それは本来的に認知能力を減退させるものなのです。死に向かう人が認知能力を喪失することは、それが（死に至れば）根絶する、がまだその途中にあるから、というよりも、感覚の過剰負荷と深い関係があります。

■埋もれた「感情」と「混乱」（Buried emotions and confusion）

「死に向かうプロセス」が混乱するもうひとつの意味は、否定、または埋もれてしまった感情の見直し、及びその解決に関係があります。しかし、皮肉なことに、実はその混乱が、実際には埋もれた感情を呼び起こすことに役立っています。

呼び起こしたくない感情を埋めることは、遠くに追いやることにはなりません（大概、我々はそうあってほしいと願うのですが）。

我々は大抵、人生のどこかで呼び起こしたくない感情をある程度埋めるか、隠すか、あるいは無視しようとします。「死に向かうプロセス」は、大事な、埋められた感情を掘り起こすのです。そして、さらに先に進む前に、見直しをするため再登場させます。

もし患者が自分の知性で、埋もれた感情の再登場を阻止しようとすると、「死に向かうプロセス」は知性を払いのけます。すると患者は混乱することになります。この現象は、患者や介護者を動揺させることになりますが、たとえ患者が不本意であっても、「解決する」という大きな目標に取り掛かるのには役立ちます。

　この現象は「狂った夢」として明らかになります。例えば、意味がない、理屈に合わない夢がそれです。これらのさまざまな夢や混乱した状態は、要領を得ないかもしれませんし、患者や介護者を狼狽させるかもしれませんが、ある感情を引き出します。それは、埋もれた感情、先に進む前に解決しておかなければならない感情です。

■都合のよい「混乱」（Convenient confusion）

　ある患者は「混乱」を歓迎します。以前は表現することを許されなかった感情を表現出来る、その手段として歓迎するのです。社会的拘束がしばしば健康な感情の表現に悪影響を与えます。つまり、誰かが社会的拘束をはぐらかすために「混乱」を利用しても、別に驚くことではありません。これは潜在意識の選択です。

　一例を挙げます。

　ある男性は、泣きたいがために、潜在意識的に「混乱」を進んで受け入れました。そうすることによって泣くことが出来る……。それは、「男の子は大きくなったら泣いてはいけない」と言われて育ってきたことから、自分の感情を自由に表現できず抑えてきたからです。このような社会的拘束のために、男性は多くの未解決の悲しみや恐れを抱いてきました。しかし、「死に向かうプロセス」の中で、それがさらに進む前に表現することになります。

　一方、女性の場合は、潜在意識において「混乱」を引き付けます。そうすることによって、鬱積した怒りを表現します。それは今までやってはいけないと

禁じられてきたことです。淑女は自分の愛する人に対して、喉から出そうであっても、わめいたり罵ることはしない……。このような内なる戒律を破るという解決法は、そんなに複雑なものではありません。自分の心に素直に、わめいて、罵って、すっきりすればよいのです！

　これは家族や介護者にとって、大変ショッキングなことです。明らかなことは、罵られている側の人も、必ずしも自身に落ち度があったわけではなく、たまたまタイミング悪く、その渦中に入っただけです。しかし、死に向かっている人は、ときどき感情的に爆発したくなるものなのです。認知能力の減退中に、過去の鬱積した感情が溜まりに溜まっているので、なんとか取り除こうとするのです。

「混乱」は、発散することを許すチケットのようなもので、そうすることによって過去に禁じられた感情を解決することが出来るのです。

　取り乱した家族が、「これは私の母親なんかじゃない！　母はいつも優しかった」「これは私の父ではない！　父はいつも強かった」と、私にひそかに打ち明けてこられたことは何度もあります。実際に「死に向かうプロセス」の中でしばしば現れるのは、これまでの人生で自由に表現することを許されなかった母と父の一部分であって、同じ母と父には変わりがないのです。

　これは人生に対する訓示ではなかろうか。つまり、我々が持っている全ての感情を含み隠さず外に吐き出すことの方が健全であることは明らかだと思います。

■混乱についての「混乱」（Confusion about confusion）

　介護者が間違って「混乱」と受け取るもののいくつかは、死に向かっている人の象徴的な言葉です（このテキストの中にあるP.57「シンボロジー（Symbology）」の章をご覧ください）。

「死に向かうプロセス」において、もうひとつの混乱する局面は、死に向かっ

ている人の拡張された知覚能力と関係があります。これがしばしば「幻覚（Hallucination）」と混同されます（このテキストの中のP.55「すでに亡くなった人たちに会う（Seeing People Who Have Gone Before）」をご覧ください）。

■真実の「混乱」（True confusion）

　もちろん、「混乱」は新陳代謝の不均衡、神経障害、脳への酸素不足、あるいは薬に対する反応から起きることがあります。この種の混乱は修復可能な場合があります。特定の患者の混乱が、異常なのか否かを判断するには、「死に向かうプロセス」に関する専門家のスキルと豊富な経験・知識を必要とします。

　そうした経験のない人が、その状況に直面して「幻覚ではないか？」と判断した「混乱」の多くが、実際には普通で自然なことであり、むしろ患者にとってプラスになるものだということが少なくないのです。

memo

第9章

苦 痛
(Pain)

■苦痛を利用する（Utilizing pain）

　苦痛とは、生理的・心理的局面、構成要因、暗示を有している高度に複雑な問題です。人は一人ひとり異なりますので、痛みの原因を知り、最も効果的な介入方法を決めるには、熟練の専門家によってケース・バイ・ケースで実施されなければなりません。

　この章は、苦痛と苦痛コントロールに関する完全な論文であろうとは思いませんが、基本的な苦痛コントロールと「死に向かうプロセス」が、どのように個人の知覚能力に入り込み、どのように苦痛に反応していくのかということに、いくらかの光を当てられればと思います。

　苦痛は「死に向かうプロセス」の中の、もっとも恐ろしい局面のいくつかに対抗しようという試みで、死に向かう患者とその家族に利用されます（もちろん無意識に、ですが）。これは死に向かっている人が苦痛を好むからとか、家族が気にしないからなされるということではありません。それは「死に向かうプロセス」のことが良く理解されていないから起きるのであり、知らなくて怖いものに直面したとき、人間の自然な本能が、より理解していることの方を選択するからです。

　結局のところ、我々は「死に向かうプロセス」よりも「苦痛」というものを

もっとよく知っています。理解に苦しむかもしれませんが、「死」よりも「苦痛」の方により安らかさを覚えるのです。そのために我々はもっと「死に向かうプロセス」について学ばなければなりません。

一例を挙げます。

時間・空間の中で動き回ることは、「死に向かうプロセス」の中ではごく普通のことですが、それは「混乱」であり、恐怖です。とりわけ「死に向かうプロセス」に対する知識がなければそうなります（不幸なことですが、一般的にはそう言えるでしょう）。すでに亡くなった人に会うというのは（死に向かっている人には普通のことですが）一般の人にはびっくり仰天、その上に恐ろしいことになります。

しかし苦痛は、こうした現象から、ある程度注意をそらすために利用されます。繰り返しますが、ほんの少し、恐怖からくる衝撃を和らげてくれるのです。我々は、死ぬという経験はありませんが、「苦痛」についてはよく知っています。ですからどちらかを選ばねばならないというときには、よくわかっている苦痛の方を選ぶのです。

この点については、もう一度言わせてください。

人は、意識して苦痛を選びません。続いて起きる反応とか誤解による結果として、そのようになるということです。

一例を挙げます。

死に向かっているとき、もし患者も家族も時間や空間で動き回るということの混乱は、ごく普通のことだと気付いていないと、「これは薬のせいだ」などと非難することになります。そうなると、次には鎮痛薬を全部止めるか、服用量を厳しく減らそうとします。もちろんこれは、短期的に見れば、十分合理的で最善の処置かもしれません。しかし、結果としては決してよいとは言えません。鎮痛剤の服用量が減れば、患者は（貴方が想像するように）もっと苦痛を経験することになるのです。

もうひとつの複雑な要因とは、次の事実に関係します。それは、時間・空間

の中で動き回って、亡くなった人たちに会うという現象です。夢をみている状態のときに、しばしば起きます。しかし、これは患者にとっては現実と同じなのです。

　実際に「死に向かうプロセス」の中にあっては、夢はますます生き生きとした現実になります。ところが、患者も介護者も、これを全部薬のせいにしてしまいがちです。そして、薬の服用を減らすか止める……、となってしまうのです。

　一例を挙げます。

　以前、ある男性と話しをしたことがあります。死が目前に近づいており、ほとんど寝ていることが多い状態でした。私は、
「現実の世界と夢の世界がどう区別できるのですか？」
　と尋ねました。彼は、
「それは非常に難しい」
　と答えました。私は尋ねました。
「今はどちらの世界に居ますか？」
「よくわからない……」
　彼はそう言いました。私がさらに、
「今、苦痛を感じていますか？」
　と聞くと、彼はちょっと考えて、
「実際、いくらかの肉体的不快感がある」
　と答えました。
「それが確かな手がかりですね」
　その言葉に対して、彼は、
「いいところを突いていますね」
　と納得していました。
　ここで話を戻します。苦痛が、いかに夢と関連している「混乱」を鎮めるために使われているか、ということです。

鎮痛剤を止める、または大幅に減らすことは、より高いレベルの苦痛をもたらします。その苦痛は睡眠を抑え、それは逆に夢を抑えることに繋がります。短期間でみると、一見、成功したかのように見えます。

　眠らない、夢を見ない、だから混乱はない、恐怖もなく、ただ苦痛のみ……。多くの人は混乱と恐怖という感情よりも、ある程度の苦痛を好みます。

　しかしそれは、ひとつの難しい感覚をより以上に好んで選ぶという単純なことではありません。増幅された苦痛は、恐怖という知覚認識を妨害するだけでなく、「死に向かうプロセス」の本当の目標の達成をも妨害します。その目標とは「決断し解決する」という仕事です。

「死に向かうプロセス」を正しく理解すると、苦痛のコントロールの目的は、死に向かっている人をただ気分よくさせるのではなく、集中して目的が成就するようにしてあげることだということが明らかになります。出過ぎた言い方に聞こえるかもしれませんが、私が死に向かっている人を多く看取ってきた経験から、このような結論になりました。それは変わることはありません。

　つまり、我々のような不滅な存在には休息というものはありません。残念ながら、不滅の命というものはそういうものなのです。不滅の命には辛い、苦しいときも往々にしてあります。

　死に向かっているとき、または死後にあっては、妙な理屈から、辛い、苦しい時間など無いのだと、我々はとかく、そう願いたいと思いがちです。しかし、命への認識を深めれば深めるほど、責任というものも要求されます。

　完全・完璧な人間（人間にはそんな変わり種はまずありえませんが）を除けば、残りの我々人間は自己の改善・向上という責任を背負っています。この否定出来ない命の諸事実を、死ぬことで180度ひっくり返せるというご都合主義は馬鹿げたことです。死ぬことによって、決断し解決しなければならないという仕事や責任が無くなると考えるならば、私とすれば、何をかいわんや、です。

　注：鎮痛剤に逆反応する患者は明らかに存在します。さらに、患者はそれぞ

れ特定の薬に、その人なりに反応します。患者が本当によくない反応をしているのか、それとも単に普通の「死に向かうプロセス」を経験しているのかを判断するにあたって、手助けが必要であれば専門家に相談してください。

■苦痛と注意の集中（Pain and attention）

「死に向かうプロセス」とは、未解決の問題を解決すること以外のなにものでもありません。問題を解決するには最大の注意が要求されます。患者がかなりの苦痛を経験していると、人生最後の重い問題の解決に注意を集中させることは出来ません。

歯がひどく痛いときに、親しい友人、またはカウンセラーに深刻な会話をしようと努力している姿を想像してください。おそらくうまくいきません。

苦痛は人の注意を捉えます。そして簡単には手放しません。問題に集中していることから注意を妨げ、普通の「死に向かうプロセス」を破壊します。つまり、苦痛はただ不快であるだけでなく「死に向かうプロセス」の作業を妨害します。

一例を挙げます。

自己のコントロールに慣れている人が、死の淵にあります。プロセスが進行するにつれて、彼は、ある難しい過去のエピソードを見直すために、自然に時間・空間の中に漂流し始めます。

彼は第二次世界大戦中に、ある戦場で捕虜になりました。敵の兵隊たちは、戦友の遺体を穴に埋めるという恐ろしい作業を彼に強制しました。その過酷な環境の中に、彼は存在していたのです。このエピソードを再現するとき、彼は再び涙と叫びの激流の中に入り込んでいきます。あのとき埋めた戦友は、まだ死んでいなかったのです。

この恐ろしい記憶が彼の夢の中で現実のものとなります。彼はその悪夢が消え去ることを願います。このような夢を扇動するのは、服用しているモルヒネ

に違いないと考えます。そこで服用量を減らすと、苦痛は増幅し、睡眠が減り始めます。そして、夢は睡眠の減少とともに減少します。彼は問題を解決したと信じるようになります。

この戦略は、初めのうちはうまくいったように見えます。ところが「死に向かうプロセス」が進行するにつれ、再び生々しい夢が復活します。彼は恐ろしくなります。なぜなら、今起きていることを消すことができないからです。

彼は眠ることを恐れます。恐怖心を見せるとなおのこと消すことが出来なくなると思い、彼は知らず知らずのうちに恐怖を怒りに転化します。そして周りの人に激しく食って掛かります。

彼は苦痛の中にあります、苛立ち、疲れています、恐怖を感じています、怒って、絶望的になっています。そして、ますます好戦的になり、分別を失います。家族はもう、どうしようもないといらいらし始め、やはりモルヒネが気を狂わせているに違いないと考えるようになります。

家族は患者の言う通り、鎮痛剤を止めるか減らすことに同意します。その結果、惨めさといら立ちの急降下が続きます。しかし、悪夢を引き起こしているのは決して薬ではありません。それはまさに、人生においてもっとも過酷だった体験を解決しようとする「死に向かうプロセス」なのです。

「死に向かうプロセス」においては、苦痛は最初の頃には好ましいように見えます。そして大概の場合、実際これらの現象は役立っています。繰り返して申し上げますが、これはプロセスがさらに進む前に解決を済ませ、ガラクタを整理しておこうという考えが組み込まれているということです。

時間の流れを失い、亡くなった人に会い、生々しい夢を見て人生の大事な出来事を見直すことは、目的を持った「死に向かうプロセス」のごく一般的な局面です。これらの現象は、さらに先に進む前に、人生に起きた出来事や行動について、それを決着させる機会を（非常に執拗に）提供します。

苦痛のレベルを上げようとすると、患者の知覚を少しの間妨げるかもしれませんが、その現象を止めることは出来ません。我々は、究極的にはそれら現象

の価値を理解する必要があるのです。

「死に向かうプロセス」を和らげるために苦痛を利用するといっても、ほんのわずかの期間しか効き目がありません。最終的には、患者が目を開けて起きているときでも、夢を見たり、混乱したりすることは再び起こります。そのとき、患者は夢と現実の間を行ったり来たりします。まさに、幻覚の中にあります。これは二重に混乱している状態なので、出来ることなら避けるほうがよいでしょう。

苦痛は「死に向かうプロセス」のある現象を和らげるために利用されますが、そのプロセスそのものは止められないということを覚えておくことが大切です。多くの患者は苦痛を利用して「死に向かうプロセス」の一般的な現象を止めようとして、不必要に苦しみます。これはいつも変わらず、知識不足からなされます。

「死に向かうプロセス」の中心的局面は、心の中の深層に横たわる人生の見直しであるという認識が欠如しているのです。私が死に向かっている人と一緒にいると、死は「命」を教えてくれることに気付かされ、いつも心を打たれます。

鎮痛剤を飲む必要のない患者でさえも、時間・空間について同じ混乱を経験し、既に亡くなった多くの人と同じように会い、生々しい夢を見ます。そして、鎮痛剤を飲んでいる人と同じように、人生の見直しをするのを知っておくことが必要です。

鎮痛剤はめったにこれらを引き起こしません。苦痛をコントロールすることによって、患者にこうした体験が起きるかもしれませんが、めったにそれらの原因になることはないのです。

判断の手助けには、経験豊富な専門家と相談してください。

■留まり残る苦痛（Pain and lingering）

苦痛は「死に向かうプロセス」に関する現象を和らげるために使われます

が、そのプロセスが起きることを完全に止めることは出来ません。もうひとつ付け加えれば、苦痛は、命を伸ばすことに使われます。それは、永遠にということではありません、ほんの少しです。

　患者が生きている（正確には、肉体に付着している命が生きている）ということは、肉体的苦痛に注意を集中させるという戦術を使って、もう少し生きているということです。言い換えれば、もし、できるだけ命を長らえたいのであれば、最後の一秒でも持たせたいのであれば、その目標を達成するぎりぎりの方法は、苦痛のレベルをさらに高く上げることでしょう。そしてその苦痛に全注意を集中させることでしょう。

　貴方の注意が集中されているところに貴方の存在があります。もし、貴方の注意の集中点を肉体に留めておこうというのであれば、もう少し長く留めることは可能でしょう。しかしそれはほんの少しの間だけです。

　苦痛に集中させて「死に向かうプロセス」を延ばすことは、死に対する途方もない恐怖を持っている人にときどき起こります。人は誰も死を恐れます（このテキストの恐怖の章をご覧ください）。私がここで引き合いに出しているのは死に対する途方もない恐怖を持っている人たちです。この人たちはより高いレベルの苦痛を選びます。そして肉体的生存の中から、最後の一分でも絞り出そうとして苦痛に集中します。それには明らかに対価がありますので、それを払えば可能です。

　一例を挙げます。

　自動車事故で重傷を負った男性がいました。彼が生死をさまよっていたとき、自分がどちらにでも行けることに気が付きました。後日、彼はこう答えてくれました。
「ありがたいことに、自分は肉体的苦痛という知覚認識を持っている。そしてそれが自分を生かしているのだということを気付いていました」
　彼はさらに前に進むことを望みませんでした（死にたくなかった）。そして、肉体的苦痛がその判断基準になっており、自分が行きたい方向に注意を集

中させることで、それが可能であることを彼は知っていました。

　もう一つの例を挙げます。

　かなり以前、私が集中治療室で働いていたときに看ていた終末期の患者は、これ以上生きられるかどうか疑問だったとき、肉体的苦痛が大きく高まると、しばしばそれが良くなる転機を予知するのだと気付きました。逆に言えば、患者の切羽詰まった衝撃の重大な兆候のひとつが「気持ちよくなる」という突然の感覚でした。

　さらにもう一つの例を挙げます。

　すでに亡くなった人に会うということは、必ずしも安心を与えることにはなりません。ベトナム戦争の帰還兵が、臨死を体験しました。彼は亡くなった母に会い、複数の亡き戦友にも会いました。彼はそうした人々が皆亡くなった人であることを知っています。しかし、彼らのところには行かないと固く心に決めました。

　夢の中にあって、肉体的不快感も持っていないにも拘わらず、永遠の命に関する彼の見解に、この経験が何を意味しようがお構いなく、彼はどんなことがあっても自分の肉体の元に戻ろうと決心しました。彼は生き続けるために喜んで肉体的不快を受け入れたのです。

　一方、苦痛はときとして人を自由にさせます。もし肉体に残ることが大変な苦痛を意味するならば、「もうどうでもいい、俺はここから出たいだけだ！」と決心します。

　個人の願いが、どちらの方向に行くかを決定するのに大きな役割を演じます。肉体を離れた世界か肉体の世界か（つまり死後の世界か現世か）どちらに行くかはその人次第です。いずれにせよ、苦痛が多大な影響を与えます。

　人がどのように苦痛に関わり、対応するかはその人によって違います。ある人には現世に留まることを可能にしますが、別の人には自由にさせることもあります。後者はときどき、安楽死と混同します。

　苦痛は人の注意を現世（Physical realm）の囲いの中で執拗に引きつけ、次

の世界（Nonphysical realm）に行くことを困難にします。言い換えれば、苦痛は人を捉えて、人質にします。とはいえ、それは永遠にではありません、ほんのしばらくの間だけです。

　鎮痛剤が投与され、苦痛がコントロールされると、死に向かっている人は注意を次の世界（Nonphysical realm）に集中させます。それからゆっくり先に進みます。不幸にも、これはときどき「患者を先に押し出そうとしている」と混同されます。

　私が恐れていることは、多くの専門家や家族が、患者を「安楽死させた」と、間違った罪の意識を持ってしまうことです。本当は患者を苦痛から解放しただけなのですが、私は何百人という患者を看取ってきた経験から、これが確信になりました。このタイプのケースによく起きることは、患者が遂に十分な鎮痛剤を受け取ったということです。十分な鎮痛剤が注意の集中によって苦痛という執拗な摑みを解き、やっと解放され、先に進むことが出来たということです。

　それによって、患者の死は少し早まります。それは事実です。しかしそれは鎮痛剤が死に追いやったのではありません。患者の死が早まったということは、苦痛の残酷な支配が遂に解けたということです。

■中毒（Addiction）

　ある人は、鎮痛剤を飲み続けると中毒になるのではないか？　と恐れます。本当の痛み（痛み以外の有害な兆候、例えば息切れとか過剰不安など）に麻薬が使われても、中毒になることは極めてまれです。気晴らしや遊びに使われると中毒になることはよくありますが、死に向かっている人が気晴らしや遊びに薬物を使うことはまずありません。

　終末期にある人に中毒の心配は無用です。私からのアドバイスは、「放っておきなさい」ということに尽きます。

■心の曇り（Mental clouding）

　ある人たちは、薬を飲むことを嫌います。それは薬が心を曇らすからだと言います。覚えておいてください。苦痛も心を曇らせます。苦痛があまりに酷いと、すっきりした頭で考えることは難しくなります。誰かがペンチで貴方の指を挟んだり、針で貴方の足指を刺したりしたら、貴方はクロスワードパズルを解けますか？　うまく出来ないでしょう。

　人は、二つの罪悪があるとき、ときにはより小さい罪悪を選ばなければならないことがあります。そのとき貴方は、苦痛の中で、心が曇っている中で考えられますか？　それとも麻薬を飲んで苦痛をコントロールしてから考えますか？

　大抵の人はこのジレンマに遭遇したとき、苦痛のない状態で考えることに時間は取りません。しかし、ある状況に陥ったとき、ある特別な活動に参加するために、少しの間、苦痛のレベルをより高めるという選択をすることがあります。

　一例を挙げます。

　貴方が今、死の途にあるとします。しかし貴方にはどうしても会いたい人がいる。それは誰か？　その人は遠くに住んでいる。貴方のベッドのそばにたどり着くには時間がかかる。そこで貴方は鎮痛剤を減らすことを考える。そうすることによって、起きて目覚めている時間を多くし、注意を現世（Physical realm）の中に集中しようとします。その人にどうしても会いたい……、そのためには喜んで代価を払うでしょう。

　これは、死に向かっている人にはよくあることです。現実的な目標のために、苦痛がいかに利用されるかのよい例です。

■薬と苦痛のバランス（Balancing medications and pain）

　大抵のケースでは、苦痛と心の曇りのバランスは上手く取ることができます。有り難いことに、そのバランスを取ることは、それほど難しいことではありません。

　麻薬は健康対処法のほか、遊びや気晴らしとして使われると危険なものですが、痛みなど、他の有害な兆候に安全に使われるときは、非常に効果的です。

　よいバランスを見つけるにはある程度のスキルが必要ですが、スキルと言ってもこれは精密科学ではありません。つまり一方には耐え難い苦痛があり、もう一方には、そのために投与する薬のさじ加減ということであり、それは精密科学とは言いません。間違って大惨事になるようなことにはなりません。苦痛のために麻薬をバランスよく使うことに、宇宙飛行士のようなスキルは必要ないのです。オートマチックの自動車を運転するレベルのスキルでOKです。

　良いバランスが取れたとき、患者の心の曇りも晴れるでしょう。この問題は多くの人が大変心配されることですが、現場では法律上の懸念などは全くありません。私の目から見れば、心の曇りと解釈されている大半の現象は、通常の「死に向かうプロセス」の一部であり、薬とはまず関係がないのです。

■苦痛と赦し（Pain and forgiveness）

　苦痛をコントロールする、それは人生の終焉を迎えるためのひとつの手段です。「死に向かうプロセス」の目的は、人生に起きた過去のさまざまな問題を解決すべく、残された時間の中でぐるぐると動き回ることです。それは膨大な作業ですが、苦痛さえ適切にコントロールされれば、容易に達成できるものです。

　注：ある時期になると「死に向かうプロセス」を理解する段階で「心の苦しみ」を受けることもあります。

第9章　苦　痛

例えば、

* 生前に我々がやってきたことが、人生の終焉にあたって、大きな意味をもつことになります。
* 「死に向かうプロセス」の過程にあって、我々がどういう判断をするかが、その後の「死に向かうプロセス」のコースに影響を与えることになります。それは、今まで歩んできた人生の中でぶつかったさまざまな出来事、または色々な人と接触し、その時々でどう判断し、どう対応してきたか？　その体験が「死に向かうプロセス」においても同じように作用することになります。
* このプロセスは、本格的に死に向かう前に、決断できなかったさまざまな問題解決の手助けをしてくれます。それによって、心の中の負荷が軽くなります。

　それを行ってくれるのは、思いやりと赦しです。死に向かっている自分自身に優しく接してくれます。そのメカニズムについてはよくわかりませんが、目の前の物事や他人との接し方にその人なりのスタイルがあるように、それぞれの人生が抱えてきた苦痛や苦悩と、なにか関連性があるのではないかと思われます。

「死」を受け入れること、「死」を理解することは、死に向かっている人だけでなく、今はまだその段階ではない人にとっても大きな力になります。赦されること、そして赦すことは、苦痛・苦悩を和らげてくれるのです。

　人生には何かにつけ、判断を迫られるときがあります。しかし、主観的判断を避け、あいまいな状態のまま中立的（Nonjudgmental）であろうとすることは、よいことではありません。

　問題の本質は、いかに判断し、選択するかです。たとえば、愛情、理解、感情移入、そして、思いやりを持って判断するか、あるいは、無情さ、非難を持って判断するか……。いずれの場合であれ、人は人生で学んだ判断の経験を引きずって、死ぬときも同じ価値観を抱いたまま旅立っていくということです。

　赦しに集中する宗教的儀式は、大変役立ちます。うまく説明できませんが、

患者にとって意義ある儀式は、他の戦術がうまくいかなかったときに効果的で、苦痛を軽減してくれます。

しかし、権威を振りかざして宗教を説き勧められるような場面では、人はときとして「勘弁してほしい」と感じることがあります。そのときは、心を落ち着かせてください。鎮痛剤も処方通り飲んでください。恐れないでください。ようするに、不快だと思う時間を減らしてください。

今までの人生、そして諸々の行動を深く見直すために、ある程度の苦痛を好む人もいます。それは埋もれていた諸々の感情を掘り起こして整理するような作業ですから、いやなことかもしれません。しかし、これは「悪夢を見たくない」ということで、眠ることを恐れ、避けようとします。それが結果的に、「鎮痛剤を飲みたくない」ということに繋がっていくのです。

■患者の願いを尊重する（Honoring the patient's wishes）

「苦痛」は、大変複雑なテーマであることに違いありません。専門家にとって最も重要な仕事は、個々の患者が置かれている複雑な状態を、正しく診断・評価することです。そして、患者に適切な情報を与え、患者は十分な説明を受けたうえでどうするかの選択ができるようにすることです。

まだ意識がしっかりしていて、自分の思いを話せる大人の患者の場合、その選択は、臨床医の役割でもなければ、家族の役割でもありません。患者が自分自身で行えるよう、十分な情報を与えることです。

理由がどうであれ、患者は一定の苦痛を保持しようとします。それは、患者が自分で決める選択です。十分な情報を得ないまま選択を強いられるのは不幸なことです。正しく十分な情報を得たうえで患者が選択するのなら、その選択は尊重されなければなりません。

■苦痛のない終末期の重病（Pain-free terminal illness）

　終末期患者が皆、苦痛を抱いているとは限りません。実際、安らかな死を迎えることはよくあります。驚くほどのことではありませんが、終末期患者が本当の病状を強く否定するかもしれないのです。

　ところが我々は、つい病気の程度を苦痛のレベルと関連させて判断してしまいがちです。患者が安らかな気分にあると、病状は重くない、危篤状態ではないと判断します。苦痛があまりない、もしくは全くない終末期患者が、『この診断はなにかの間違いだ』と結論付け、あえて神妙に考えようとしないこともあります。

■中程度の意識がある－または全く意識不明の患者 （The semi- or unconscious patient）

　中程度、もしくは完全に意識不明の患者を薬で治療するのは、臨床医であれ、家族であれ、最も難しい行為のひとつです。患者本人から正確な情報が得られないため、苦痛があるのかどうかの判断が難しく、医療者の知識や経験に基づいた推測に委ねることになります。

　意識のある患者でさえ、眠っているときや夢を見ているときには、寝返りを打ったり、しかめっ面をしたり、叫んだりします。それは中程度か全く意識のない患者も同様です。苦痛を体験しているのか、いないのかもわかりませんし、ただ悪い夢を見ているだけかもしれません。もちろん、麻薬には、悪夢を見ないようにするための効能は期待できません。

　死に向かっている人の場合も同様に、大変多くの時間を睡眠と夢の中で過ごします。そして、人生で起きた大切な出来事を振り返ります。無意識のうちに子供の頃の恐ろしい出来事が再現され、寝返りを打ち、しかめっ面をして叫んだりします。これは患者が苦痛を体験しているという印象を与えますが、実際

そうでないかもしれません。もし、麻薬を過剰に投与すれば、ときとして目を覚ませなくなり、むしろ弊害になるかもしれません。

　一方、多くの人は「患者は苦しんでいないのだ」と間違った判断をしたりします。これらの状況は、家族、介護者、友人だけでなく、専門家にとっても同様に、非常に難しい状況だといえます。その場合は、緩和医療の経験豊かな臨床医に診ていただきましょう。

memo

第10章

エネルギーの喪失
(Loss of Energy)

■とても弱ったように感じる (I feel so weak)

　死に向かっている人の普遍的な兆候は、「エネルギーがなくなる」という感覚です。ある人には苦痛がありますが、ある人にはありません。ある人は吐き気がしますが、ある人はしません。また、ある人は他の人より混乱の度合いが高まります。これらには個人差があるのです。しかし、エネルギーの喪失感だけは、誰もが例外なく訴えます。

　彼らがそのように感じるのは、実際にエネルギーを喪失しているからです。「エネルギーがなくなっている」と感じないで、肉体的エネルギーの喪失を感じることはあり得ません。ビタミンや他の薬を飲んでエネルギーの喪失感を克服することも不可能です。つまり、死に向かっているときのエネルギー喪失感は避けられないということです。

　肉体的存在 (Being physical)、つまり「生きていること」には、膨大な、集中されたエネルギーが必要とされます。肉体 (Physical body) が死ぬと、そのエネルギーが現世 (Physical realm) での焦点を失います。これが自然に「エネルギーを喪失する」という感覚になるのだと思います。

■死の実際的見解（A pragmatic view of death）

　意識というものは死を乗り越えて生き続けます。私はそう思っています。いつも死の周辺にいると、そう確信するようになるのです。なぜなら「死に向かうプロセス」に関わるものがことごとく、命の停止ではなく、命の継続を示しているからです。

　それは次のようなケースです。

　アヒルのように見える、アヒルのように動いている、アヒルのような鳴き声をする、だからきっとアヒルなのだ……。

　死の周辺にいればいるほど、命の継続のように見えます。逆に言えば、命の継続という文脈の中で見ないと、理解できなくなります。何ごとも意味をなさなくなるのです。

　貴方の宗教的背景が何であれ、明敏にして実際的な「死に向かうプロセス」の観察者は、人間の不滅を確信せざるを得ないのです。皮肉にも「死に向かうプロセス」自体が人間の不滅の核心の主張なのです。

　これ以上話すと主題から外れてしまうので、このくらいにしておきましょう。

　時間に限りのある肉体を保持するためには、莫大な量の集中されたエネルギーを必要とします。肉体として生きていることは奇跡的ですが、遅かれ早かれ、肉体は衰えるものです。

　生きた肉体を保つために必要な、集中されたエネルギーを保持することは、たとえば次のようなことです。

　貴方が両手を地面に水平になるように伸ばします。最初は簡単ですね。「こんなことなら永遠に出来るさ！」と思うでしょう。でも、そうはいきません。しばらくすると、その姿勢を維持することが大変になってくるはずです。そして最後には、もう続けられなくなるのです。

　肉体を保つために必要なエネルギーが衰えてくると、死に向かっている人は必然的にエネルギーがなくなるように感じます。この感覚を改善するための秘

密のテクニックはありません。健康食品も、ビタミンも、点滴も、錠剤も役に立ちません。もはやどうすることもできないのです。

ですから、死に向かう人たちの普遍的な兆候は、「エネルギーがなくなる」と感じることなのです。

memo

第11章

恐 怖
(Fear)

■普遍的な感情（A universal emotion）

　誰にでも、大なり小なり死への恐れがあります。これに例外はありません。死に対する恐れの度合いは、人によって違うことは当然ですが、間違いなく全ての人が死の恐怖を抱きます。

　今、現実に死に直面していない人の中には、自分は死など恐れていないと言う人がいます（そういう人は大変勇敢な方です！）。実際に、死に向かっている人の中にも、そんな言葉を発する人がいます。しかし、口で言うこととその通りに振る舞うことは全く別物です。正直に言って、私は死に向かいながらまったく恐怖心を見せない人を見たことがありません。

　患者の看取りを始めた頃、私はショッキングなことに気が付きました。それは、人は皆、死を恐れるということです。私は他の専門家グループの人に、「死を恐れないと言う人を信じることはやめた。そのようなことが言えるのは、イエス・キリストか釈迦くらいだろう」と。すると、その会議にいた誰かが「そうだ。でも彼らだって恐れたよ」そう言ったのです。以来私は、誰かがイエスよりも強くて、進化していると言えば、それは眉唾ものだと思うようになりました。

　「死に向かうプロセス」には常にある程度の恐怖が付いて回る……、このルー

ルにも、例外があると証明できたらよいのにと願ったことがあります。それは、死に向かっている人が、一度死んだことのある人の場合です。つまり、「臨死」を体験した人です。私は、これには裏付けがなかったことを発見し、がっかりしました。

　実際に、このような体験をした人はあまり恐怖を感じません、そして「死に向かうプロセス」とは何であるかを、より理解しています。しかし、このような人たちも、人生の見直しをすることの厳しさや、人間らしくあることから逃れることは出来ないのです。

■我々の持つ感情を受け入れる（Accepting our emotions）

　死に向かっている人が恐怖を体験する……、そのことを自分で受け入れるとき、恐怖は容易に処理されます。恐れる自分を認め、友人や愛する人のサポートを求めることは、死の恐怖に対応する最も効果的な方法です。そのようにして死に向き合えば、死の恐怖はより短時間に、そして神経質な胸騒ぎも最小限になり、心が楽になります。

　誰もが恐怖を抱きます。それは勇敢な人でも同じです。勇敢な人は恐怖に対応するスキルを開発したと言えます。こんなことも聞きました。

「勇気とは恐怖の欠如ではなく、死に面して動じない演技能力である」

「死に向かうプロセス」全体が恐怖を巻き込むわけではありません。恐怖はプロセス全体の一部にすぎません。その一部が、常に遅かれ早かれ現れるのです。死を恐れないという非現実的な期待を背負うと、私たちは自分自身を不可能な立場に追い込むことになります。恐怖を否定すると、その恐怖をさらに増幅させるだけなのです。

　一度ならず私は、信仰の厚い人が死に際に、いくらかの恐怖を抱いていることに気づき、ショック受けました。最悪だと感じたのは、自分の信仰がまだ不十分だったか、もしくは欠陥があったと解釈したことです。ナンセンスでし

た。彼らも人間なのだということを教えられました。

　死の恐怖は、自分でその恐怖を認めたとき、より容易に処理できますし、超越できます。もし誰かがインフルエンザに罹ったのに「罹っていない」と否定すると、症状はもっと酷いものになります。素直に認めて治療を求めたときよりも、もっと長引いてしまいます。

　同様に、死の恐怖もその存在を無視して抑え込んでしまうと、対応が難しくなります。恐怖を否定すると、別のかたち、例えばもっと強く肉体的苦痛を感じるとか、説明のつかない不安感を覚える、といったかたちで現れます。それは、たとえ自分で自分の感情を欺こうとしても、消すことはできません。逆に対応し難いものにしてしまうのです。

■人間同士が触れ合うことの魔術（The magic of human contact）

　死の恐怖に対する最も効果的な癒しのひとつは、他の人がそばにいることです。その人が何か話をするとか、何かしようということは必要ありません。誰かの存在がそばにある、ということが大切なのです。

　私たちは悲劇に直面すると言葉を失いますが、何も言わないことのほうがかえって大きな効果をもたらします。私は自分の体験でそれを知っています。いろんなことがうまくいかないとき（同じことの繰り返しでうんざりしているとき）、妻の存在が私の不安な気持ちを慰めてくれるのです。そのために、別に何も言わなくてよいのです。実際に、彼女が何か言い出すと、かえって状況が悪くなってしまうのです。

　ひとりの人間がもうひとりの人間のためにそばにいるということは、まさに、魔法ともいえる何かをもたらします。人間の存在という力を過小評価してはいけません。ここで当意即妙な反論が思いつかなければ、どうかイライラする衝動は抑えてください……。所詮、「沈黙が最善」であることに変わりはないのです。

第12章

すでに亡くなった人たちに会う
(Seeing People Who Have Gone Before)

■反対側をみる（Seeing the other side）

　死に向かっている人が、すでに亡くなった人に会ったとか、亡くなった人と話しをしたということを聞いたことがある人は多いと思います。「死に向かうプロセス」にある人は誰であれ、ある時点で共通することです。それを説明できるかどうかは関係ありません。それは起きるのです。一貫して起きるのです。

　死に向かっている人が報告した体験の妥当性について、死に向かっていない人たちが判断するという、そんな特権はありません。

　死に向かっている人が、すでに亡くなった人に会ったと報告したとき、私たちはその言葉に素直に耳を傾けるほうがよいでしょう。

■恐怖に加えて（Adding to the fear）

　死に向かっている人は、ときどき自分が認識したことを話すことを躊躇します。なぜなら「頭が変になった」と思われたくないからです。自分が正常であり、自分の認識が周りの人に受け入れられているとわかると、死に向かっている人には、ほっとするのです。

　私はかつて死に向かっている人にこう言った経験があります。

「そうですか……、それで貴方のお母さんに会いましたか？」

その人は驚いたような表情をしながら振り向くと、私にこう答えました。

「どうして知っているのですか？」

死に向かっている人からのメッセージについては、「幻覚」とか「耄碌（もうろく）」、あるいは、「脳への酸素不足」とか「薬の過剰投与」「新陳代謝のアンバランス」といった言葉で帳消しにされることがあります。これは不幸なことに、あまりにも一般的になっていますが、今に生きている人が死に向かっている人に対して、いかに死の恐怖を残酷に扱っているかという実例でもあります。これは、素直に恥ずべきことです。

その理由のひとつは、それ自体が残酷な行為であるということ、二つ目は、死に向かっている人から学べる大切な機会を、自ら壊しているということです。

■死に向かっている人から何を学べるか
　（What we can learn from the dying）

死に向かっている人を看取る介護者は、その体験から沢山のことを学べる立場にあります。「死に向かうプロセス」は人生で最も強烈な体験学習です。つまり、死に向かっている人の介護体験を通してその進行過程を学習することは、非常に有益なことといえるでしょう。死に向かっている人から「死とは何か？」を学ぶ、それは人間としてとても大事なことなのです。

――――――――――memo――――――――――

第13章

シンボロジー
(Symbology)

■表現出来ないことを表現する (Describing the indescribable)

　人が死に近づくと、「死後の世界」により多くの時間を費やします。それは一般的に信じられている、ハリウッド映画でよく目にするようなシーンとは逆です。「死に向かうプロセス」は通常、段階的です。

　しかし、突然の予期せぬ死は悲劇です。なぜなら、通常の「死に向かうプロセス」を踏むことなくそのまま迂回してしまうからです。

　通常の「死に向かうプロセス」は、死に向かっている人が自分のペースで動くことができるため、目的に叶ったものだと言えるでしょう。プロセスが進行すると、覚醒している時間と、眠りの中で夢を見ている時間との間を、行ったり来たりする体験をします。おそらくそのときは、中程度か全く意識不明の状態にあるはずです。患者はますます控えめになるかもしれません。もっと正確に言えば、自身の内なるものに集中します。

　目が覚めてはいないけれど、意識があるとき、人はしばしば落ち着きがなくなります。指、手、腕、そして足を、目的もなく動かし、空気を掴むような仕草をします。また、唸ったり、何かをつぶやいたり、叫び声を耳にすることもよくあります。これらの現象は全て、その人の人生における未解決の諸問題にいかに懸命に対処しているかを示しています。

ある人たちは「死に向かうプロセス」の中で、驚くほど高いレベルの覚醒状態を維持します。そして、はっきりとした意識の中で向こう岸に渡ろうとします。これは全くまれなことですが、精神を高揚させる大変驚くべきことです。そして、多くの場合、突然に何かを見ます。それは、我々健康な者には見えません。顔は明るく、手を差し伸べて、嬉しそうに待ち望んでいたような仕草をします。そして、去ります。つまり、死を迎えるということです。

　「死に向かうプロセス」が進行するにつれて、話す言葉は（それが理解できれば、ですが……）ますます象徴的になります。経験し認識することが、現世（Physical world）とは徐々に関わりのないものになるからです。

　我々の話し言葉は、現世で知っている言語がベースになっています。現世の言葉で、現世でない世界を描写することは難しいことです。死に向かっている人の場合、その人が認識していることを表現する適切な言葉はありませんので、結果的に「隠喩」で伝えようとするのです。

　歴史上、偉大な精神的指導者たちは、その教義の多くを隠喩に依存しました。彼らも現世の言葉を使って、現世にないものを描写するという途方もない作業に直面しました。つまり、現世の文字によって隠喩描写を解釈しているということです。

　一例を挙げます。

　私が介護していた患者に、死の寸前にある一人の紳士がいました。彼は、自分が向かっているところを認識できる地点まで到達した、という印象を私に語りました。私は彼に尋ねました。

「次の世界はもう見えましたか？」

　すると、彼は確かに見たと言いました。私はさらに、

「それはどのようなものか、描写してくれませんか？」

　とたずねました。彼は長い間考えて、考えて、そして何かを言おうとしましたが、

「いや……、そうじゃない」

そう答えると、それ以上語りませんでした。

彼はもっと別の何かを見たようです。そして、それを描写しようとしましたが、またそれをやめ、

「OK です。それは二文字です。壮大（Large）で強力（Potent）……」

そして、最後にこう付け加えました。

「でもそれだけでは説明にならない」

彼はその後、もう描写しようとはしませんでした。

■個々の象徴的言葉（Individual symbolic language）

人が内に秘めている象徴的な言葉は、それぞれにユニークです。人は川を渡ってある場所へ行こうとするとき、さてどのようにそこまで行こうかと概念化します。ある人は汽車に乗る話をし、ある人はバスの切符を買うのに十分なお金があるだろうかとモソモソつぶやきます。また、ある人はトラックに乗るのだと何かモをモソモソ話します。

一例を挙げます。

私は農園で育ちました。私が死ぬときは、当然、農園育ちの子供にとって印象的な言葉や表現に引きつけられるでしょう。そこに流れていた小川で遊ぶのが大好きでした。小川で遊んだ人なら誰でも、小川は自然の中の境界線だと知っています。そこを渡るには、どの場所からならうまく渡れるかを知っています。私は石から石へとピョンピョン跳びながら、また、材木に沿って這いながら、自分の橋をあちこちに架けながら渡るのが大好きでした。私が死ぬときは、「小川を渡る」ことについてモグモグ言っている私に、おそらく誰も驚きはしないでしょう。

もうひとつの例を挙げます。

私の妻は海に近い、大きな東部の町に生まれました。彼女は海が大好きです。海岸で座って休むことが大好きです。そして、じっと海を見つめながら、

その壮大さの中に入り込んでいきます。

　私は中西部で生まれたので、森の中でキャンプファイアを囲み、座って休むことが大好きでした。燃えさかる炎をじっと見つめながら、その壮大さの中に入り込んでいきました。

　彼女が死ぬとき、きっと「小川を渡ろう」とは思いません。彼女がそのとき、どのようなものを思い描くか……、それは私とは異なるでしょう。

　人はそれぞれにユニークです。それぞれに個性的で、概念的な関連性を作ります。象徴的言葉は隠喩です。そして我々は、死に向かっている今のプロセスでの体験を隠喩的言葉で、語るしかないのです。

　どのような隠喩が使われるか、その言葉を選択した理由の解釈は難しいものですが、そこには共通の糸があります。死に向かっている人の背景をよく知っている人がそれを聞けば、その言葉の裏に潜む意味がはっきりわかるでしょう。

　もうひとつの例をお話しします。

　ラバが大好きだったある男性がいました。ラバを飼育し、良いラバに大きな投資をし、一生涯ラバに乗っている人生でした。彼は死が近づいてくるにつれ、大峡谷の壁に沿ってラバを乗り回した体験を話し続けました。彼は、大峡谷の反対側に繋がる通り道を見つけることの難しさを話しました。ラバを反対側に連れていけるその道を遂に見つけたとき、彼はきっと死後の世界に渡ることができたのだと確信しています。

■共通のシンボル（Common symbols）

　死に向かっている人が話す象徴的な言葉は共通しています。そのひとつは「家に帰る－Going home」という意味の言葉です。年齢、皮膚の色、思想信条に関係なく、死が近づくと、死を「家に帰る」と概念化します。どのように帰るのかについてはいろいろありますが、この表現は万国共通です。

　もうひとつ、共通した言葉を挙げるなら、次のような言い回しです。

「私を起こして」

「私を助け上げて」

　正確な表現は違っても、その意味は同じです。死に向かっている人は、「反対側」に誰かの存在を認識しており、手助けを求めているのだと私は解釈しています。実際に手助け（単なる励ましを超えて）を受けるかどうかは結論が出ていない問題ですが、自分で決断することは、実際に反対側に渡るための重要な要因だと思います。

■自分で決断する（Self-determination）

　死に向かっている人が、いつ反対側に渡るか？　それを決めるには、自分の決断が重要な意味を持つと思います。これは私の変わらない見解です。

「神様が迎えに来てくれるのを待つ」という表現をよく目にします。そのように考える人には、普通以上に待ち時間が長くなります。言い換えれば、給仕がお客さんから声がかからない限りじっと待っているのと同じです。

　自分から進んで行こう、行こうと決める人は……、慌てないでくださいね。

　それは「死に向かうプロセス」を完了してからです。

■プロセスを完了する（Completing the process）

「死に向かうプロセス」は、他のさまざまなプロセスと同様、段階ごとに不可欠な作業だといえるでしょう。それを省略して早く完成させるということはできません。

　例えば、トウモロコシを大きく育てるために、植え付け、水やり、雑草取りと、どのプロセスを抜いても上手くいかないのと同じです。死を受け入れたからといって、必要なプロセスは省略して、楽に向こう側へ渡りたいと思っても、そうはいかないのです。「死に向かうプロセス」とは、完了しなければな

らない過程です。近道はありません。

「死に向かうプロセス」が完了すると、人はさらに前に進むか、留まるかを選択します。遅かれ早かれ、肉体は魂が住めないものになります。しかし、そのことに選択の余地はありません。

「魂が付着した肉体」という個体は、いずれ立ち退きを余儀なくされるのです。

■どれほど長い期間？（How long？）

「このプロセスはどれほど長いの？　あとどれだけ続くの？」

これは、死が近づいている患者を介護している人によく聞かれる、共通した質問のひとつです。専門家はこの問いに対する答えに躊躇します。なぜなら間違える確率が非常に高いからです。実際には、その患者をよく知っている身近な家族か友人が、患者の反応にもっとも鋭い洞察力を持っているものです。

死に向かっていく、それは、移り変わる（Transition）ということです。人生には沢山の変化があります。そして人は、人生の中で変化に対応するスタイルをそれぞれ作り上げました。その患者が、青春期、成人期、中年期の危機、子育て後の空の巣症候群、離婚、親しい人との別れ……等々を、どのようにして乗り越えてきたかを振り返ることによって、その人にどのように接するべきかを推定することになります。その人の習慣が何かヒントをくれるかもしれません。それを一番よく知っているのは、身近な家族か友人です。彼らこそエキスパートです。

一例を挙げます。

私たち夫婦が外出するとき、妻は真っすぐにトラックに向かいます。私は家の中を回って、照明やテレビやラジオが全部消してあるかどうかチェックします。顎を撫でながら、何か忘れていないかどうか、あてもなく立ち回ります。私のように加齢黄斑変性症（＊）の者にはこのプロセスがどんな介入をもたらすか、想像できると思います。やがて妻が、なにをもたもたしているのだろ

う？　と戻ってくるのです。

　さて、二人のうちそこをなかなか離れないのはどちらでしょうか？　ある人はプロセスの中でやるべき仕事を完了しないで、先に進もうとします。これは問題です。ある人は、仕事は完了するのですが、しばらく待つことに決めます。これは本人の選択です。ある人は先に進むことを完全に止めます。それでもやがて肉体から追い出されてしまいます。仕事を完了し、先に進もうと決めた人は、粛々と先に進むのです。

（＊）著者は2016年7月に亡くなりました。最初に誤診があり、それに基づいて間違った薬が処方され、死に至るほどの危険を2度ほど経て、その上に加齢黄斑変性症が重なって亡くなったとのことです。

memo

....
....
....
....
....
....
....
....
....
....
....
....
....

第14章

悲　嘆
(Grief)

■それはプロセスです（The process）

　悲嘆（激しい悲しみ）も、生と死と同様にひとつのプロセスです。介護者も専門家も、誰もが悲嘆を体験します。それは大概同じようなコースを通りますが、必ずしも一直線とは限りません。ある日にはそれを受け入れ、その次の日には怒りの中に戻ることもあります。

　実際に、悲嘆という感情は広く蔓延します。我々は自分が気づいている以上に、いつも悲嘆しているものです。体験する喪失、そして落胆の一つひとつに悲嘆するのです。

　悲嘆の激しさはその喪失の大きさにもよりますが、一般的には悲嘆が激しくなるまで気が付きません。悲嘆が強烈になると圧倒的なものとして迫り、そこから再び解放されることはないだろうと思うまでに恐怖を感じます。

　悲嘆の激しさは潮の満ち引きのようなものです。それは、我々が誰であり、何であるかを表すひとつの側面です。我々は喪失の後に悲嘆し、また近い将来起こるであろう喪失を予想して悲嘆するのです。

　エリザベス・キュブラー・ロス（Elizabeth Kubler Ross）女史の功績は貴重です。彼女は悲嘆とその段階を、人々が理解することにとても貢献しました。私は勝手に彼女が記したプロセスの段階リスト（5段階／①否認－死ぬと

いうことでは嘘ではないかと疑う　②怒り－なぜ死ななければならないかという怒りを周囲に向ける　③取引－死なずに済むように取引しよう、言い換えれば、何かにすがろうという心理　④抑うつ－何も出来なくなる段階　⑤受容－最後に受け入れる）に、自分自身のカテゴリーも含めました。それは、悲嘆に関連する共通の感情を代表するものです。悲嘆は厳密に順を追って展開するものだという印象がありますが、それを強調しないよう順不同で下記に表示します。

【悲嘆の段階、または共通の感情（順序に特別な意味はありません）】
　　受け入れ（Acceptance）
　　衝撃（Shock）
　　望み（Hope）
　　否定（Denial）
　　悲しみ（Sadness）
　　混乱（Confusion）
　　安堵（Relief）
　　予期（Bargaining）
　　憂鬱（Depression）
　　怒り（Anger）
　　恐れ（Fear）
　　責め（Blaming）

　悲嘆の激しさは、喪失の大きさを反映します。喪失があると、我々は少なくとも上記のいくつかを体験します。もし喪失が非常に大きいものなら、全てを体験するかもしれません。日常生活における小さな喪失に対しては、感情の処理を避けてしまいがちですが、大きな喪失に遭遇した場合、ときとしてそれが引き金となって蓄積された悲嘆を爆発させることになります。

悲嘆に関わる感情のいくつかは、驚くべきものです。例えば、亡くなった人に怒りを感じることはよくあることです。またその死が安堵につながることもよくあります。友人や親戚の人にとって、これらの感情は混乱につながるかもしれません。それは予期せぬ、非合理的なもので、自責の念に火をつけることもあります。しかし、これらの感情はごく一般的なものです。

　興味深いことに、我々はある感情が実際にどのようなものかを発見して驚きます。例えば、親を亡くすとどう感じるものなのか？　おそらくこんな感じだろうと予想してみるのですが、実際に体験して予想以上にショックを受けることがあります。いつも死に向きあっている専門家でも私的な喪失を体験して驚くことがあるのです。ある感情を予想することと、実際に感じることは全く違うものです。

　悲嘆の感情は、他の感情よりも対応に苦慮することがあります。怒り、とりわけ亡くなった人に対する怒りは、人によって、自分自身の中にそれを認めることは難しいかもしれません。そして、死はまた、他の人には受け入れることが難しいかもしれません。

　そんなときに表現される感情は、悲嘆のプロセスの一部です。むしろその感情を表に出したほうが、内に閉じ込めておくよりもよいということを覚えておいたほうが役に立ちます。

　悲しみ（Sadness）は、もうひとつの難しい感情です。悲しみが激しくなり、涙が留めなく流れるようになると、家族はしばしば（自分ではなくほかの人に）鎮静剤を要請します。実際に大きな喪失を体験した場合は、男性であっても涙を流すこと（Weeping）は健康的といえます。感情を内に秘めて悲嘆を長引かせることは、かえってよくない結果をもたらしてしまうことになりかねません。

　悲嘆に反応して、ある人が自分かまたは他人に害を与えるような場合は、専門家の手助けが必要です。それをくい止めるには、率直に悲嘆を表に出すべきです。それはよいことであって、むしろそうするように勧めることが大切です。

もっとも理想的な家族は、こういうときに適切な感情を表に出すことを勧められる人たちです。精神的に支え合う家族は互いに個々の感情を認識し、それを相手に伝えることを勧めるのです。そうすることによって、家族の中で悲嘆を解決し、人生を前進させることができるのです。

■悲嘆に余裕を持つ（Allowing space for grief）

通常の悲嘆のプロセスにあっては、人は感情的に、あらゆる段階から段階へと跳び回ります。家族全員が同じ感情を同じ時間に体験しようと期待することは合理的ではありません。実際、愛する人を失って悲嘆するとき、全員が感情的に同じ段階にあることはめったにありません。家族の一人は怒りの中にあり、ある人は予期しており、ある人はショック状態にあり、またある人は素直に受け止めているかもしれません。それから一時間後にはそれぞれが別の感情に入れ替わっているかもしれません。この現実を認識し、互いに個々の悲嘆の表現に余裕を持たせたほうが良いでしょう。

■子供と悲嘆（Children and grief）

子供も悲嘆の中に含めるべきであり、悲嘆と喪失を表現することに参加させるべきです。強制的に参加させることはありませんが、そうしたいと言うのなら、参加を許してやるべきだと思います。

悲嘆は日常生活の一部ですから、よいかたちで悲嘆のスキルを教えてやるべきです。それを学ぶには、身近で行われている悲嘆のスキルを見ることが大切です。子供に死を見せないようにし、またその対応方法を学ばせないことは、人生の処世術を学ぶ好機を取り上げることになります。

死を見たり、死が近づいている人を子供に見せなかったりすることはよくありません。子供の想像力は現実を超え、より悪いイメージを作ります。実際に

は対応が大変かもしれませんが、想像はそれ以上により悪い影響を与えることになりかねないのです。

■悲嘆はいつまで続くのか？（How long does grief take ?）

悲嘆にタイム・リミットはありません。いつまで続くかにはさまざまな要因があり、人それぞれです。喪失の厳しさ、喪失を体験している人に対するサポート、そして悲嘆を克服するプロセスを通して対応するスキル等の要因もあります。

いずれにせよ、厳しい喪失を克服するのは大変難しいことです。人は対応を学び、人はその喪失をより大きな意味合いに組み込むことを学びます。しかし、人は決してそれを忘れません。

■喪失を共有する（Sharing loss）

人間は生来社交的です。感情を効果的に移行させるために、少なくともその感情のいくつかを共有します。喪失の後、しばらく一人で時間を過ごすことは大切です。しかし、誰かと一緒に悲嘆を共有し、喪失のことを思い出すことも同様に大切です。それは悲嘆を克服するプロセスのごく普通の、そして効果的な方法です。

ある人たちは悲嘆をサポートするグループを見つけることが、この仕事を完了するに役立つと考えます。別の人たちは感情を共有できる親しい友人を見つけようとします。また、ある人たちは感情の流れの反響版として専門のカウンセラーを利用しようとします。この目的には牧師の存在が役に立ちます。祈りと瞑想も役に立ちます。ホスピスは悲嘆に対応できるカウンセラーを準備しています。

第14章　悲　嘆

■嘆き悲しむことを学ぶ（Learning to grieve）

　嘆き悲しみは、私たちが折々に体験するものだと覚えておくことは大切です。効果的に嘆き悲しむ方法は、自分で学び、そして子供たちに引き継ぐべき人生の大切なスキルです。それは子供たちにとっても、私たちにとっても、この世界の意味合いをより明確に、効果的に理解させてくれます。

　悲嘆が厳しいものであるとき、感情のあまりの大きさに圧倒されて、我々自身になにか間違いがあるのではないかと考え始めます。このように感じるのは、我々が最初にして唯一の存在ではなかろうかと考えることです。

　人類に対する深い繋がり、そして我々の感情の共通性というものを見失ってはいけません。感情が孤立すると、他の人との関係を再開する必要性を感じます。これを達成する昔ながらの方法は、我々の物語を共有するということです。

　人生には、一人になるとき、関わりを再開するとき、孤独を体験するとき、そして育まれるとき、があるのです。

memo

第15章

要　約
(Summary)

「死に向かうプロセス」における目標は、命の次の局面を準備するために、人生の全てのイベントを解決することにあります。それは壮大な仕事ですが、「死に向かうプロセス」は、この目標を達成するのを手助けするように作られています。

　我々は、人生のコースを通して沢山の移り変わりを経験し、蓄積してきました。しかし、死に移る準備は全くしていません。実際に、移り変わりに対応する自分独自のスタイルは開発していますが、死が迫ってくると、その巨大さに圧倒されるのです。

　移り変わりとは、基本的には、促進された学習、そして、その学習による精神的な成長の経過期を意味します。死という移り変わりは怖いものだと我々は考えますが、それを乗り越えた先には、良いことが待っていると、我々は願います。それは「家に帰る」ということだからです。

＜さあ入りましょう。霧が上がっています（Let us go in; the fog is rising.）＞

Emily Dickinson（1830－1886）米国の詩人。
W. H. Auden, A Certain World, "Words, Last"（1970）より引用。

memo

memo

あとがき

　本書の中でもっともページ数が費やされた章は、苦痛（Pain）です。そして、この章を訳すのに一番苦労しました。冒頭の「否認声明」のくだりで、著者は、長年多くの看取りを体験してきたので自分なりに思考を巡らし、この見解を持つに至ったと書いています。まさにこれがその部分で、簡単にいえば、死に向かっている患者に全く苦痛を持たせないことが最善の方法であるということを、彼なりの説明で語っているわけです。そこをまず押さえた上でもう一度読み直されると、より明確に理解していただけると思います。

　さて、「苦痛と注意の集中（Pain and attention）」の項（P.37）で、第二次世界大戦中にフィリピンで戦争捕虜になった患者の話があります。じつは、原文では「日本兵が、患者の戦友の穴埋めの仕事を強要した。そこに戦友を埋めたがまだ死んでいなかった」という残酷な話です。しかし、私は日本兵がこのようなことをしたと信じたくない気持ちから、「フィリピン」を「ある戦場で」へ、「日本兵」は「敵の兵隊」と訳しました。

　大東亜戦争の時も、日本軍はシンガポールで英国軍に属するオーストラリア軍と戦いました。激しい戦闘の果て、オーストラリア兵200人全員が戦死し、日本人の戦死傷者も1000人に達しました。日本兵は相手の兵に敬意を表するために200人を埋葬した墓地の上に巨大な木製の十字架を建てたのです。これは今もシンガポールの中学の教科書に載っているそうです。山下泰文司令官は仏の心を持っていたから英兵の死体を見ると必ず挙手の礼をしていたそうです。司令官がそうだったから、我々も勇敢に戦った敵将兵の跡には十字架や墓標を建てていった、という当時の部下の証言があります。そのような理由で、私はいつも原文に忠実に訳すことを大事にしていますが、この箇所だけは上記のように変更させていただきました。

同じ「苦痛（Pain）」の中で、「留まり残る苦痛（Pain and lingering）」の最後のパラグラフ（P.42）に、患者が十分な鎮痛剤を投与されると、死期が少し早まりますが、それは鎮痛剤が殺したのではない。しかし多くの専門家や家族は、患者を安楽死させた、間違って罪を犯した、と考えるが、著者は何百人の患者を看取った経験から、それは患者の苦痛を完全に解放しただけのことであると確信するようになったと書いています。私が4年前に翻訳した『安らかな死を探し求めて－ In Search of Gentle Death』にも、これと同様の記述がありました。同書で詳しく解説されていたので以下に転載します。

　＜この医学的な自己防衛は、The doctrine of double effect、またはDouble-Effect Reasoning、つまりダブル効果論法と言われているが、元はトーマス・アクイナスのTreatment of homicidal self-defense（相手を殺さなければ自分が殺された）という自己防衛論で、有益な結果からは切り離せないところの、見通せた有害な結果は正当化されるという論法で、現在でも戦争の先攻爆撃の正当性理論根拠に使われる。医学的にはワクチン接種も同じ論理である。尊厳死論争においては、苦痛を除去・緩和するための措置としてとるが、同時に死を若干早めることにもなる、しかし行為の本質が善であれば、結果として副作用に小さな悪があっても許容されるという倫理基準。トーマス・アクイナスは13世紀のキリスト教の神学者・哲学者です。＞

　余談になりますが、日本尊厳死協会の『Living Will』にもこの記載はあります。法的には、「間接的安楽死」（Indirect euthanasia）に分類されています。日本尊厳死協会では「消極的安楽死」（Passive euthanasia）と共に、「尊厳死」として定義されています。
　参考までに、私は次のように、「安楽死」（Euthanasia）のチャート化を試みました。

1）消極的安楽死（Passive euthanasia）／日本での通称、尊厳死はこれに当たります。ここで注意しなければならないのは、外国でDeath with Dignityとあるものを尊厳死と訳すと間違いが起きます。Death with DignityはEuthanasia（安楽死）の通称ですから、この後に続く間接的安楽死や積極的安楽死も含みます。したがって私は「尊厳ある死」と訳して「尊厳死」と区別しています。

2）間接的安楽死（Indirect euthanasia）／苦痛を除去・緩和するための措置ですが、それが同時に死を早めることにもなります。しかし、行為の本質が善であれば、結果として副作用に小さな悪があっても許容されるという倫理基準で、Thomas Aquinas（トーマス・アクイナス：13世紀の哲学者）が主唱。Principle of Double Effect（ダブル効果の原則）と呼ばれる。正当防衛や先攻爆撃の正当性理論根拠になっている。ワクチン接種も同様。

3）積極的安楽死（Active euthanasia）／意図的・積極的に死を招く措置。

　ここまでの分類で普通は終わっているように見えますが、外国の文献を参考にすると、さらに下記の分枝が可能と思います。

3－1）自主的安楽死（Voluntary euthanasia）／本人に死にたいという意思があり、それが分別ある能力者のものであり、強要強制されたものでないと確認される限り、その意思に沿って死を招く措置。医師が注射や点滴をするか、または本人が医師の処方した薬を飲む、いずれかの方法があります。いずれにしても本人が死にたいという強い意思があることが大前提です。

　　これを合法とする国と米国の州は、スイス、オランダ、ベルギー、ルクセンブルグ、カナダ　そして、オレゴン州、ワシントン州、モン

タナ州、バーモント州、ハワイ州、ワシントンD.C.、カリフォルニア州、コロラド州（現時点）。ただし、合法にも2種類ある。ひとつは議会を通して立法化、成文化したものと、もうひとつは現行法に照らして不可罰、つまり罪にはならないと最高裁判所で判決するというもの（スイスとモンタナ州がそれ）である。

3-2）非自主的安楽死（Non voluntary euthanasia）／本人に意思能力がない場合、例えば不可逆的な昏睡状態（元川崎協同病院呼吸器内科部長、須田セツ子さんのケースがこれに当たります）、重度の認知症（今後このケースが大きな社会問題になると思います）、そして、幼児にあって判断能力がない場合、家族が代わって判断し医師がその措置をとる。

　オランダの安楽死法は一定の条件下でこれを容認している。南米コロンビアは憲法裁判所判決でこれを合法とした。

3-3）反自主的安楽死（Involuntary euthanasia）／本人の意思に反して死を招く措置。

　どこの国もこれを殺人罪とする。極端な例がヒトラーの優生学思想上、劣種であるとしたユダヤ人の迫害があります。アメリカ、その他の国でもこの思想が検討され、一部実施された例もあるそうです。

　著者は、「要約（Summary）」の最後を、「家に帰る」と結んでいます。日本人は神道や仏教に大きな影響を受けているので、死生観というテーマになると、「家に帰る」という言葉にどれほどの人が共鳴するものかわかりません。

　仏教では輪廻転生、極楽、地獄を教えてきました。一方、人間は自然の一部に過ぎないもので自分より優れた存在はすべて「カミ」と称して崇めてきました。それが神道の原点です。

あとがき

「家に帰る」は神（創造主）の元に帰るという一神教の影響でしょうか。21世紀の人間は時間も空間も無限な、人間の英知では想像もできない、壮大な宇宙の存在は漠然と理解していると思います。その宇宙を古来、日本人は自然と称し、人間はその自然の一部に過ぎないと謙虚に考えてきました。少なくとも私はその派に属すると思います。

しかし一方で、先にあの世に行った人とまた再会できると信じると、死も恐ろしくなくなります（しかし、もう会いたくもないと思っている人にもあの世で会うのでしょうか？）。

「要約（Summary）」の中で著者が言っていることはあまりにも隠喩的で、正直分かりづらいものがありました。同じ地球上で生きてきても、生活環境の違いで、人はそれぞれ独自の死生観を持つに至りました。それを念頭に置いて、著者の隠喩を解釈するしかありませんでした。

原書と訳文を比べながら何度も読み返していると、私自身が著者の中に入り込んだような気持になりました。頭を休めてまた読み返すと、著者はアングロサクソン系のキリスト教文化圏の出身であることに気づきました。多くの章の文脈に、キリスト教の倫理観が見え隠れしているように思います。

前半の各章の説明は全く宗教に関係なく、医学的、客観的な症状・現象の実体解説だけに、すっきり頭に入り理解できましたが、後半、とりわけ「苦痛（Pain）」の章の辺りからは、ストンと腹に収まるように理解できたかと言われますと、必ずしもそうとは言えませんでした。彼独特のスタイルの解説（論理・仮説と言いましょうか）は、やはり彼が生まれ育った文化背景が影響しているように思えました。

彼は最後の締めくくりとして「家に帰る」という言葉を使いました。私は日本人ですので、それよりも「自然に帰る」がもっとしっくりくるように感じています。

私の息子はここ数年、バンコクに住んでいます。ときどき、死後の世界（Life after life）に関する文献を送ってきます。精神医学ではかなりこの分野の研究がなされているようです。

　人によっては、自分が過去にも生きていたと言います。100年前であれ500年前であれ、人間の先祖は何百万年とかに遡れる由、現在の自分の背後には、数え切れないほど多くの先祖一人ひとりの人生の積み重ねがあります。それぞれが遺伝子として受け継がれて今日の自分があるわけですから、人間は生まれ変わるのだと考えてもおかしくないと思います。

　同じ人がいくつかの違った年代に戻って夢をみたとき、または催眠状態のときに現れるそうです。私は素人ながら、これは人によっては遺伝子にその痕跡が残っており、それがピン・ポイントで抽出され、夢に再現されても不思議ではないように思います。（そのメカニズムはどうなっているのかわかりませんが……）。しかし、それは過去に振り返って言えることで、今を生きている自分の将来はやはり分からないものではないでしょうか。ここで言えることは、子孫さえ残せば、間違いなく自分の痕跡が遺伝子に刻まれるだろうから、将来の自分の末裔はその痕跡を振り返ることができるのかもしれません。

　自分という個体の存在は自然に帰るけれども、子孫が続く限り遺伝子というかたちで痕跡が引き継がれる、だから「霊魂は生き続ける」という言い方も出来るのだろうと思います（著者は肉体に付着している命という表現をしていました。ただし、それは子孫という個体が続く限りにおいては、でありましょう）。この本の翻訳を終えて静かに振り返ったとき、思いがそこまで辿り着きました。

　最後に、本書の翻訳を終えた後、著者の Michael Holmes のことで知りえたことをお知らせしたいと思います。

　「死に向かうプロセス」とはどんなものか……、本書の記述は、8年間、妻・巻子のそばにあって最後を看取った私に教えてくれました。私は著者に会いた

あとがき

いと思ってインターネットで検索しました。すると、著者は2016年7月、すでに亡くなっていました。

それを教えてくれたのは、南アに住むNelia van Velden Mitchieという女性でした。彼女は著者の生前に、彼の遺産（Legacy）を引き継いでいました。私は彼女から翻訳と出版の許可を得ていますが、彼女から聞いたところによると、著者は今私が住んでいるアメリカのニューメキシコ（New Mexico）州のReserveというところに住んでおり、看護師として長くホスピスで働いていたそうです。車でわずか3時間ほどの距離です。何という偶然でしょう。私は偶然以上のものを強く感じました。

本書を翻訳し、初の日本語版を世に出すにあたり、まず本書に巡り合わせていただいた日本尊厳死協会の岩尾總一郎理事長に感謝したいと思います。そして『巻子の言霊』以来、お世話になっている柳原三佳さんに深く敬意と謝意を表します。柳原さんには、前回出版した『安らかな死を探し求めて』と同様に編集を担当していただきました。そして併せて前回同様に、校正、製本までの諸作業を一手に引き受けて下さった出版工房オフィス・ミユーの扇田麻里子さんに深く御礼申し上げます。

2018年8月12日
松尾幸郎

著者プロフィール

Michael George Holmes, R.N.
（マイケル・ジョージ・ホルムス, R.N.）

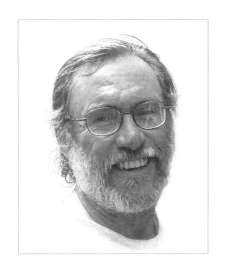

1950年、米国ウィスコンシン州に生まれる。看護師として、ウィスコンシン州、アリゾナ州、フロリダ州、後半はニューメキシコ州のホスピスに勤務し、数多くの終末期患者を看取り、その家族に向き合ってきた。本書は、彼が現役で働いているときに執筆されたもので、介護家族や介護士に繰り返し口頭で同じことを伝えるというエネルギーを軽減するために出版され、役立ったという。晩年は加齢黄斑変性症を患って視力を失い、看護師としての仕事は辞さざるを得なかったが、執筆活動をやめることはなかった。2016年7月、ニューメキシコ州アルバカーキの病院で死去。享年67。しかし、彼の信念とレガシー（遺産）は、本書とともに、NPOの活動を通して世界中に生き続けている。
www.crossingthecreek.com

訳者プロフィール

松尾幸郎（まつお・ゆきお）

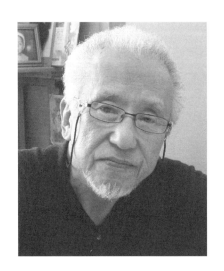

1936年、富山県滑川市生まれ。富山高校、早稲田大学政経学部に学び、20代で米国へ留学。45歳から20年間ニューヨークに駐在し、商社ヤマタネの米国法人社長を最後に定年退職。2001年、故郷の富山に戻るが、2006年、妻の巻子が自動車事故に遭い全身麻痺に。以来、介護に専念しながら、被害者が遭遇する理不尽を世間に訴えるべく"語り部"を始める。2012年6月、スイスで開催された「死ぬ権利協会世界連合」で日本人代表としてスピーチ。欧米諸国の運動家との出会いをきっかけに、尊厳ある死を求める世界各国の人々の活動をレポートした書籍『In Search of Gentle Death』に出会い日本語に翻訳。『安らかな死を探し求めて』として出版する。2015年、長女が暮らす米国ニューメキシコ州に移住。現在も意欲的に翻訳等の活動を続けている。

小川を渡ることとは
(Crossing the Creek)

死に向かうプロセスを理解するためのガイドブック
(A Practical Guide to Understanding the Dying Process)

発　行	2018年10月10日
訳　者	松尾幸郎
	Email : yukiomat1@gmail.com
編　集	柳原三佳
発行所	ブックウェイ　Book Way
	〒670-0933　兵庫県姫路市平野町62
	TEL 079（222）5372　FAX 079（244）1482
	https://bookway.jp
印刷所	小野高速印刷株式会社
制　作	オフィス・ミュー

©Yukio Matsuo 2018, Printed in Japan
ISBN　978-4-86584-361-3

原　書　『Crossing the Creek』
著　者　Michael Holmes, R.N.
ISBN 10 : 0979013305
ISBN 13 : 9780979013311
本書は www.crossingthecreek.com の承認のもとで刊行されたものである。
（Published and distributed by permission of: www.crossingthecreek.com）

乱丁本・落丁本は送料小社負担でお取り換えいたします。
本書のコピー、スキャン、デジタル化等の無断複製は著作権法上での例外を除き禁じられています。
本書を代行業者等の第三者に依頼してスキャンやデジタル化することは、たとえ個人や家庭内の利用でも一切認められておりません。